からだにやさしい

肺がんと胸部疾患の
サイバーナイフ治療

定位放射線の特性を生かし症状を緩和する

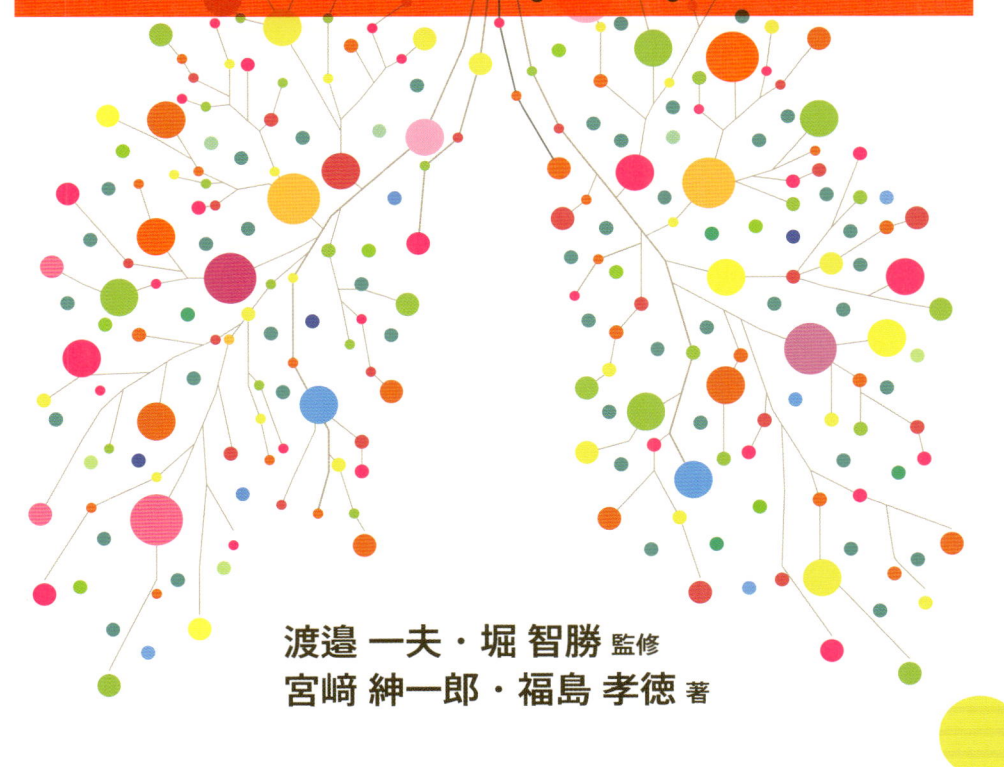

渡邉 一夫・堀 智勝 監修
宮﨑 紳一郎・福島 孝徳 著

近代セールス社

著者まえがき

　肺がんの最大の原因は喫煙とされ、以前よりたばこを吸う男性に多いことは知られていましたが、現在では、たばこを吸わない肺がんの患者さんが増えてきています。女性の患者さんも増えてきており、周りの人の吸ったたばこの煙によって害を受ける受動喫煙の影響も大きいことが知られています。

　肺がんは男性のがんでは死因の第1位、女性のがんでは死因の第2位で、日本人のがんの死因としては第1位になっており、男女比はほぼ3：1といわれています。

　放射線治療は、早期がんから進行がん、再発、転移したがんまで、それぞれについてさまざまな効果が期待できます。もちろん完全な治癒をめざした"根治的照射"もあり、がんによって起こる症状を緩和する"緩和的照射"にも用いられています。

　今回はサイバーナイフによる定位放射線治療で、これら肺がんと胸部の悪性腫瘍について治療の現場での闘いを、わかりやすく図表を多く用いて示してみることにしました。

　本書の共著者である宮﨑紳一郎先生は、私、福島孝徳とともに40年間にわたって一緒に最先端医療を行ってきた最優秀ドクターです。2012年以来、7年間、新百合ケ丘総合病院の福島孝徳記念サイバーナイフセンターの所長を務め、年間1,300人もの患者さんを、サイバーナイフの定位放射線で治療しています。私、福島と同様、1年365日一切休まず、早朝から夜まで、患者さんのために全力で働く熟達専門医なのです。過去15年間で1万3,000人を超える記録的な数の治療症例数を挙げ、定位放射線治療、高精度放射線治療分野において、日本一の専門エキスパートになっています。月曜日から金曜日の通常の治療に加えて、土曜日は患者さんの治療計画やデータの分析を、日曜・祭日は学術論文や研究、教育書籍の執筆と、休みなしの毎日で、そんな彼を私は心から感心しています。

　この度、宮﨑先生と一緒に"サイバーナイフ治療シリーズ"第6冊目として、肺がんと胸部疾患治療の教科書を完成させました。患者さん、ご家族はもちろん、一般ドクターおよび各科専門医の皆さま方にも、ぜひお読みいただけることを心から期待しています。

　すべては患者さんのために！

　聖手佛心

2019年10月

米国デューク大学脳神経外科教授

福島孝徳

監修者まえがき

　新百合ケ丘総合病院が開院して、この８月で７年が経過しました。ここには、著者の一人、デューク大学の福島孝徳教授の肝いりで導入された高精度放射線治療装置サイバーナイフ・システムの稼働するサイバーナイフセンターがあり、開院以来、連日朝から夕刻まで終日にわたり、多くの患者さんの治療が休みなく盛んに遂行されています。この８月までの７年間に9,055例の患者さんの治療が実施されたと報告されております。

　これら多くの治療の遂行のためには、患者さんとそのご家族の思い、そして、患者さんをご紹介いただいた多くの病院でがんの治療に携わる担当医の皆さまのご理解とご支援があり、さらにこのご期待とご支援にお応えしようと、丹念に着実に治療を実行するスタッフの治療経験の蓄積の賜物のなせる業であろうかと拝察しているところです。

　今回は、がんの中で最も多いとされている肺がんと胸部の悪性腫瘍についての経験が、これまでと同様、PETCTなどの多くの画像を示しながら、一例一例、わかりやすく丁寧に記載されています。私は、これほど多くのこの部位のがん病変の治療を丁寧に遂行してきたことに、驚きと感動を覚えているというのが正直な感想です。また、宮﨑紳一郎先生の「緩和ケアとサイバーナイフの治療」についての一文も、なかなか読み応えがあり、短い文章に心にしみ込むものが詰まっているように思いました。

　サイバーナイフの発明者・アドラー教授にも、この夏、来日されたときに、私も面談の機会があり、引き続きご指導をお願いした次第です。

　今後も引き続き、著者の福島孝徳教授と宮﨑紳一郎先生、両医師とサイバーナイフセンターのたゆまぬ努力と地道な治療への取り組みに対して、変わらぬご支援をお願いしたいと思います。併せて今後とも引き続き、当法人へのご指導、ご鞭撻のほど、重ねてよろしくお願い申し上げます。

2019年10月

南東北グループ

一般財団法人　脳神経疾患研究所付属　総合南東北病院

理事長　総長　渡邉一夫

監修者まえがき

　宮崎先生の第6弾『からだにやさしい　肺がんと胸部疾患のサイバーナイフ治療』がついに出版された。肺がんは現在も死亡率が高く男性では一番多いがんである。脳にも多くの転移がおきるが、これはサイバーナイフやガンマナイフで治療可能である。しかし、肺門リンパ腺の転移や脊椎への転移ではサイバーナイフの有効性が本書でも多く示されている。

　私の友人でパンコースト徴候を呈した肺がんの例では最近の遺伝子治療が奏功して良好な結果が得られてほっとしたところだが、再発した場合には今度はサイバーナイフ治療に頼らざるを得ない。ガンマナイフでは脳転移には有用であるが、本書で見られたようなリンパ節や脊椎転移に関してはサイバーナイフの独壇場ではないかと考えられる。

　サイバーナイフではガンマナイフと異なり少量分割照射に適している。現在の放射線治療のトレンドはまさしく少量分割照射である。また、米国ではZAPというサイバーナイフの改良版の治療機が実際に使われ始めている。これには放射線遮蔽装置が不要という特徴がある。さらに、照射時間の短縮や正確性も向上しており、直径約4mmの照射による病変作製も可能と聞いている。そうすればZAPによる振戦やパーキンソン病への治療も可能となると思われる。最近では超音波集束装置（FUS）による振戦の治療が保険適応になったが、特に東洋人では頭蓋骨の骨髄による超音波の吸収による温度上昇が不十分で有効な治療が行われない症例も欧米に比べると多い。また皮質〜皮質下の病変が多い脳神経外科臨床ではFUSは使いにくいし、温度の上昇が十分得られない症例が少なからずあるが、この放射線治療機では骨髄の問題や皮質〜皮質下の病変でも十分な治療が可能と思われる。

　このようにサイバーナイフを嚆矢として次々と新鋭機が登場している現状を鑑みると、脳神経外科の手術適応も時代とともに変遷しており、我々は常にこの本に見られるような情報を学び、方針を変更していかなければ、時代に取り残され、病魔に襲われた患者さんやその家族が自分の病変に何の治療を採用するのがベストであるかを勉強してこられるとセカンドオピニオンもままならない。このような意味で本書は肺がんに罹患された患者さんだけでなく、多くの医療従事者にとっても必読の書と考えられ、ここに強く医療従事者、患者さんおよびその家族に推薦させていただきたい。

2019年10月

新百合ケ丘総合病院客員名誉院長　森山脳神経センター病院院長

堀　智勝

からだにやさしい
肺がんと胸部疾患のサイバーナイフ治療
CONTENTS

第 **I** 部

肺と胸部疾患の基礎知識

1 肺と胸部の仕組み

肺は一対で胸の大部分を占める

(1) 肺の構造

肺は、呼吸をつかさどる重要な器官です。呼吸によって吸い込んだ空気から酸素を体内に取り込み、体内で生じた二酸化炭素を排出する役割を担っています。

呼吸が止まると人は生命活動を維持することができません。そのため、肺は心臓や脳と並んで生命を維持していくうえで極めて大切な臓器の一つといえます。

肺は胸の大部分を占め、心臓を挟むように左右に一つずつあります。それぞれ「右肺」「左肺」と呼ばれ、さらに右肺は上葉、中葉、下葉の3つに、左肺は、上葉、下葉の2つに分かれています。

(2) 肺の働き

肺胞は、ブドウの房のように小さな袋が無数に集まった組織です。肺胞の周囲を、肺動脈や肺静脈につながる網目状の毛細血管が取り囲んでいます。この毛細血管では、肺胞内の呼吸によって取り入れた空気から、酸素は血液中に取り込まれ、同時に血液中の二酸化炭素は排出される、酸素と二酸化炭素の交換（いわゆる「ガス交換」）が行われています。

心臓から出て肺門から肺に向かって血液を流す血管を肺動脈といい、肺から出る血液を心臓に戻す血管を肺静脈といいます。

胸部は胸腔、縦隔、胸腺などからなる

(1) 胸腔

胸腔は、肋骨や筋肉などに囲まれた空間です。その胸腔の側壁は、胸郭と呼ばれる骨格（肋骨・胸骨・胸椎）で、下は横隔膜により腹腔との境目を作っています。

胸骨は、胸郭の前面中央にある、細長い扁平な骨で、上端は鎖骨に、左右は肋骨に連結しています。下端は剣の先のように、みぞおちの付近まで突出しています。胸椎は脊椎の一部で、各胸椎から左右に肋骨が伸びて胸腔をかたち作っています。

(2) 縦隔

胸腔内の中央で、左右の肺と胸椎、胸骨に囲まれた部分を縦隔といい、心臓や気管、食道、大動脈や大静脈、神経、胸腺など、重要な臓器や器官が多く存在します。

(3) 胸腺

胸腺は、胸部の中央に位置し、胸骨の裏側、上前部（前縦隔）にあり、心臓に乗るように存在しています。免疫系の仕事をする臓器で、Tリンパ球と呼ばれる白血球が分化や増殖していく器官です。

胸腺はHのような形をしており、成長とともに大きさが変化します。新生児の頃に発生し、小児期では体重比で最大となりますが、年齢とともに小さくなっていき、脂肪組織によって置き換えられます。

(4) リンパ節

リンパ節は、全身をめぐるリンパ液が流れるリンパ管の途中にあり、体中に存在します。リンパの濾過器（フィルター）の役目を担っていますが、リンパ液に他の部位のがん細胞などが入り込んでくることがあり、リンパ節にがんが転移することもあります。

● 肺の構造

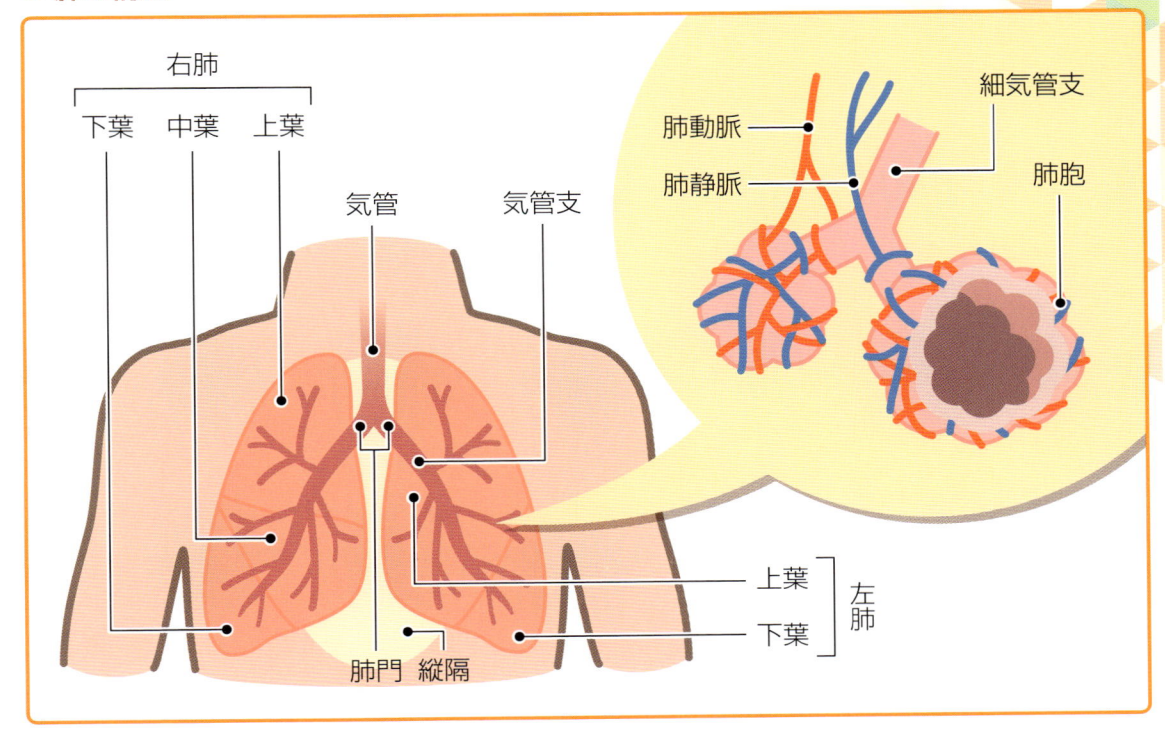

● 胸部の構造

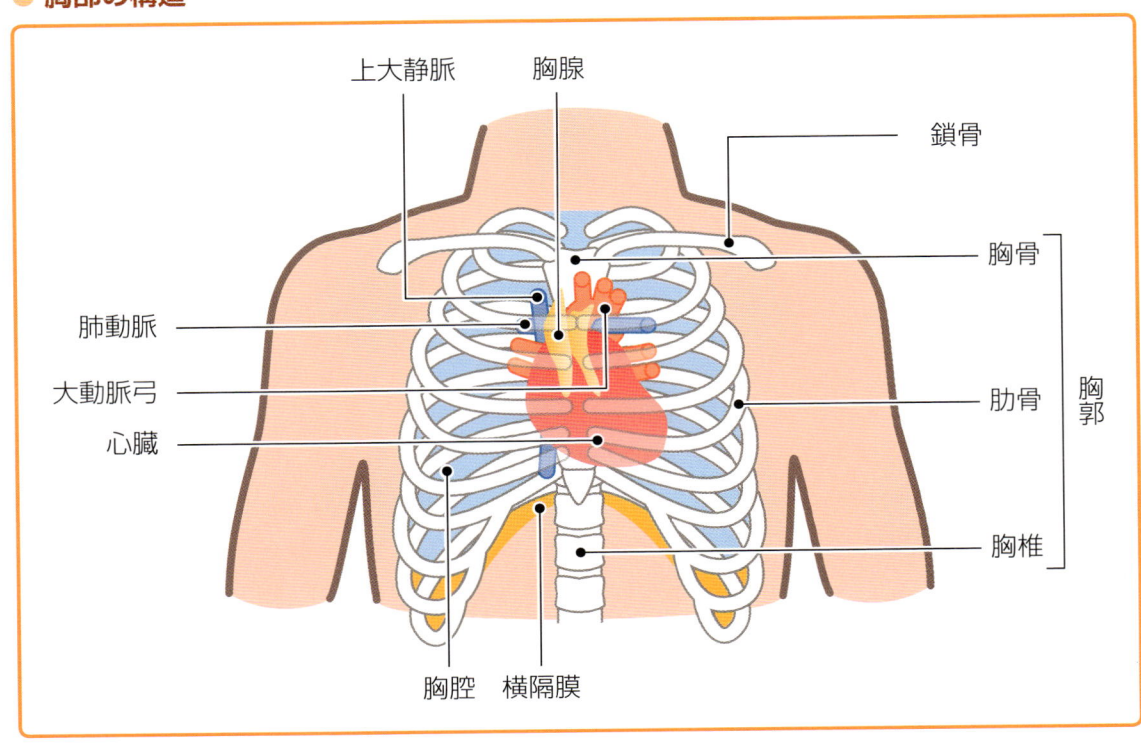

2 肺がんと胸腺種・胸腺がん

肺がんは4つに分類される

(1) 肺がんの特徴

肺がんは、肺の気管、気管支、肺胞の一部の細胞が、何らかの原因でがん化したものです。進行に伴って周囲の組織を破壊しながら増殖し、血液やリンパの流れによって広がっていきます。

肺がんは、40歳代後半から増加し始め、高齢になるほど罹患率が高くなり、男性は女性の2倍以上になっています。

肺がんは、4つの組織型（腺がん、扁平上皮がん、大細胞がん、小細胞がん）に分類され、組織型によって、できる部位や特徴が異なります。原因にはさまざまなものがありますが、代表的なものが喫煙と受動喫煙で、その他にも、アルミニウムやヒ素、アスベストなどが原因と考えられています。

(2) 肺がんの症状

肺がんは早期ではほぼ無症状です。病状の進行とともに、持続性の咳や痰、血痰、発熱、呼吸困難、胸痛、息切れ、声のかれ、顔や首のむくみなどの症状が現れます。

しかし、これらの症状は必ずしも肺がんに特有のものではないため、風邪などの他の呼吸器疾患と区別がつかないことも多くあります。また、進行の程度にかかわらず、こうした症状がほとんどない場合もあります。

胸腺腫、胸腺がんはまれな疾患

(1) 胸腺腫、胸腺がんの特徴

胸腺腫と胸腺がんは胸腺の上皮細胞から発生するがんです。

胸腺腫と胸腺がんはやや性質は異なりますが、ともに悪性の腫瘍と考えられています。胸腺腫・胸腺がんは30歳以上（とくに40〜70歳）に発症し、男女で差はありません。胸腺腫は人口10万人あたり1人未満が罹患する、非常にまれな疾患とされています。胸腺がんについては、さらに少ないとされます。

胸腺腫は、腫瘍細胞の増殖するスピードは比較的緩やかです。一方で、胸腺がんは腫瘍細胞の増殖するスピードが速く、別の部位に転移するという性質があります。

(2) 胸腺腫・胸腺がんの症状

胸腺腫と胸腺がんは、腫瘍が周囲の組織を圧迫するほど大きくならない限り、無症状です。進行すると、咳が長く続いたり、胸部の痛みや呼吸困難などの症状が出ることがあります。また、血液の流れを止めるような部位に腫瘍が発生すると、顔面や首に、うっ血や浮腫（むくみ）などの症状が現れます。

しかし、実際には胸腺腫があってもかなり進行してから症状が現れるため、健康診断などを受けてはじめて異常を指摘されることが多いようです。

胸腺腫は重症筋無力症を引き起こす原因とも考えられています。重症筋無力症は筋肉の力が弱くなる病気で、同じ筋肉を何回も動かしていると力が出なくなるという特徴があります。具体的には、まぶたが落ちる、食べ物が噛みにくい、飲み込みにくい、表情がうまく作れない、文字が書けない、階段が登れないなどの症状が現れます。

● 肺がんの種類

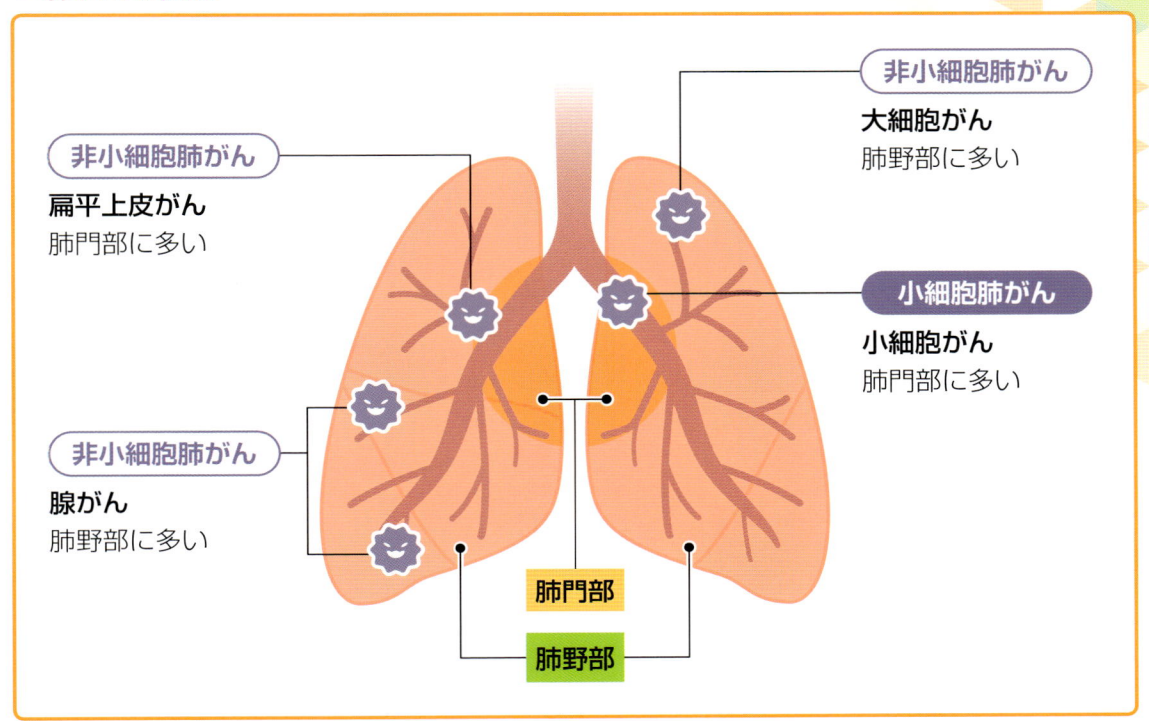

非小細胞肺がん
扁平上皮がん
肺門部に多い

非小細胞肺がん
大細胞がん
肺野部に多い

小細胞肺がん
小細胞がん
肺門部に多い

非小細胞肺がん
腺がん
肺野部に多い

肺門部
肺野部

● 胸腺にできる腫瘍

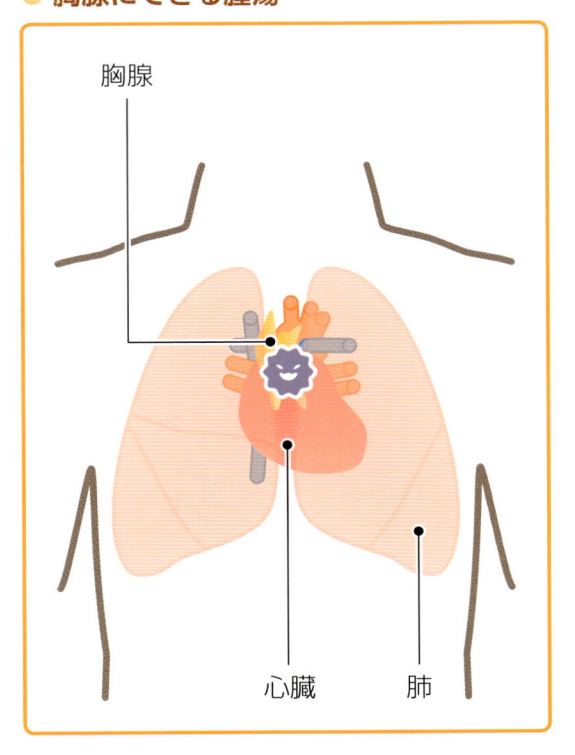

胸腺

心臓　　肺

● 胸部の断面図

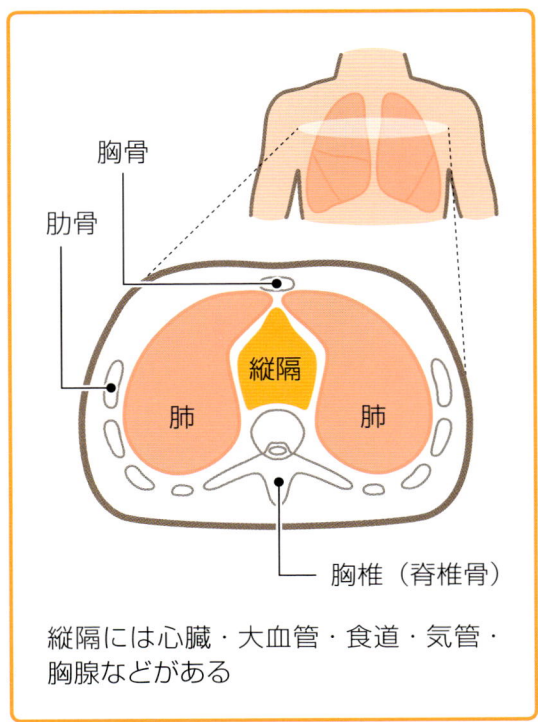

胸骨

肋骨

縦隔

肺　　肺

胸椎（脊椎骨）

縦隔には心臓・大血管・食道・気管・
胸腺などがある

❸ PETCTによる画像診断

🟧 CTとPETを組み合わせて画像化

サイバーナイフ治療を行うには、PETCTという機器による検査が必要となります。これはPET（Positron Emission Tomography：陽電子放出断層撮影）と、CT（Computed Tomography）を組み合わせた機器です。

PETCTの検査では、FDG（フルオロデオキシグルコース）と呼ばれる検査薬剤を投薬します。これはブドウ糖に似た薬で、がんがブドウ糖を吸収する性質を利用して、FDGをがん細胞がブドウ糖と認識して取り込まれる様子から、がん細胞の状態（大きさや場所、活動の状態など）を画像化します。

PETCTは、PETの画像と、CTの画像を一度に撮影するところに特徴があります。

PETで撮影した画像はシンチグラムと呼ばれます。この画像はモノクロで、ぼんやりと臓器の輪郭はみえるものの、はっきりとした画像にはなっていません。がん細胞の状態などを知るにはPETは有効な検査方法ではあるものの、画像自体は決して鮮明ではないため、内臓のどの部分に腫瘍があるのかを詳しくみるにはどうしても限界があります。

そこで登場したのが、CTを加えたPETCTです。

CTでは、エックス線を使って画像を輪切り状態で撮影することで、体の内部の状態が視認できます。全身の状態がわかるほか、内臓や全身の輪郭などがわかります。ただ、腫瘍などがどのような形状をしているのか、さらに、腫瘍の正確な場所の精度を高めるために

は、断層画像だけではわかりにくいことがあります。

そこで、CTを撮影したあとに、PETで撮影し、画像を組み合わせて3次元的に画像処理をすることで、全身や内臓などの輪郭などが明確になるだけでなく、腫瘍の大きさや場所、形状などの精度をより高めることが可能になります。

しかも、カラーの鮮明な画像が得られるので、診断の精度も数段上がるという利点があります。

🟧 画像により全身の状態を判断する

PETCTは、局部に限らず、全身を同時に撮影できるので、腫瘍が他に転移していないかどうかを知ることもできます。

ただし、PETCTがどのような部位でも状態を判断するのに効果的なのかというと、必ずしもそういうわけではありません。腫瘍などができている場所によっては、みえづらかったり、探しづらかったりする場合があります。

比較的みつけやすいがんは、頭頸部がん、食道がん、乳がん、甲状腺がん、肺がん、すい臓がん、大腸がん、子宮体がん、子宮頸がん、卵巣がんなどがあげられます。

検査自体は30分前後で終わります。患者さんに検査用のベッドに横になってもらうだけで、あとは機械がすべて自動で作業をしてくれます。痛みが生じることもなく、静かに横になっていただいているうちに、検査は終了します。

● PETCTとは

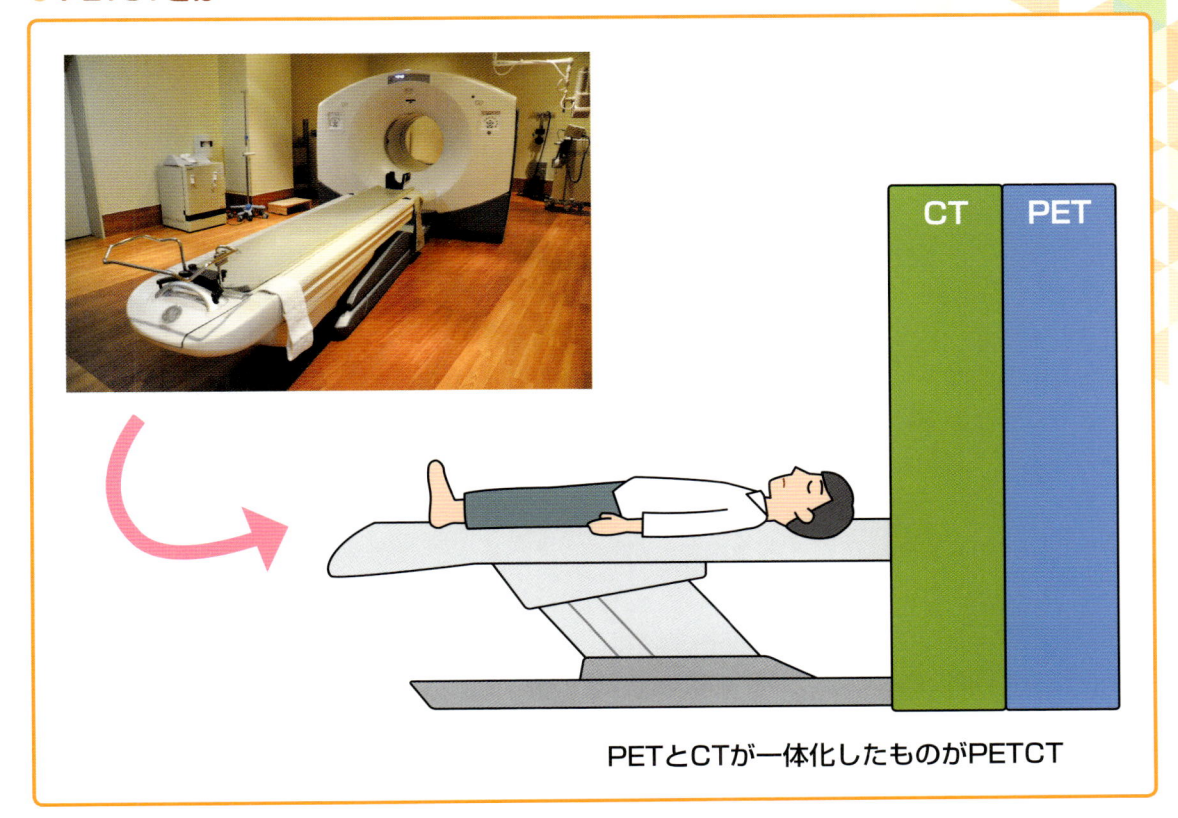

PETとCTが一体化したものがPETCT

● PETCT検査によるがん細胞の画像化

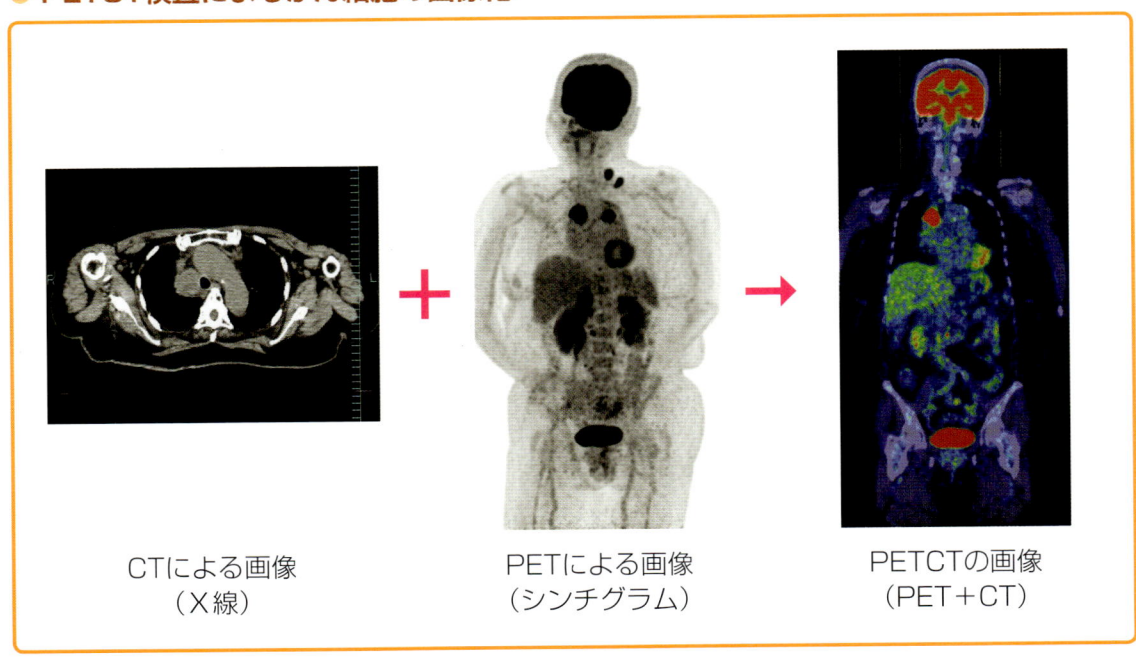

CTによる画像
（Ｘ線）

PETによる画像
（シンチグラム）

PETCTの画像
（PET＋CT）

4 サイバーナイフによる定位放射線治療

定位放射線治療（SRT）とは

がんに対する治療方法の一つに、定位放射線治療（SRT：Stereotactic Radiotherapy）という方法があります。ある特定の部分に放射線を集中的にあてて治療することにより、腫瘍などを縮小消退させることができる放射線治療です。正常な細胞にできるだけ損傷を与えないようにしながら、多方向からピンポイントで病巣に大量の放射線をあてることから、「ピンポイント照射」とも呼ばれます。

定位放射線治療を行う治療装置には、医療用電子直線加速器（リニアック）、ガンマナイフ、そしてサイバーナイフがあります。このうち、日本で最も普及しているのはリニアックで、放射線治療の実に8割近くがこのリニアックを使っています。

しかし、リニアックやガンマナイフには、それぞれに欠点があります。たとえば、ガンマナイフの場合、頭部を固定するために金属性のフレームを頭蓋骨に固定しますが、身動きが取れない、圧迫感があるなど、患者さんに負担がかかってしまいます。リニアックも、あらゆる部位で活用することができる反面、ピンポイントでの照射は難しいことから、正常な細胞に影響を与えないように照射するのは容易ではありません。

難しい体幹部への治療が可能に

サイバーナイフは、小型のリニアックがロボットに搭載された放射線治療法の中の定位放射線治療という方法だけを実施するために開発された定位放射線治療専用機で、リニアックの中の一つの商品名です。

サイバーナイフは、リニアックやガンマナイフで対処しきれない部分を補うだけでなく、患者さんの負担をできるだけ軽減した治療法として開発され、がんなどの悪性腫瘍の治療においては最先端の治療方法です。

サイバーナイフの特徴は、次の4点に集約されます。①高性能であること、②低侵襲性であること、③治療の自由度があること、④フレキシブルに対応できることです。

サイバーナイフは、腫瘍の大きさや周囲との関係により照射回数を何回かに分けることができ、これを「分割照射」といいます。

何日かに分けて治療が可能になったことで、腫瘍の大きさにあまり制限はなく、最長でも2週間くらいの治療期間で済むことが多くなりました。これにより、入院しなくても、通院による治療が可能になったのです。

サイバーナイフが高性能になったことは、ロボットアームの可動範囲が格段に広がったことがあります。初期の段階では、ある一定の範囲しか動かせなかったのですが、今ではかなりの範囲で動かすことができます。そのため、これまで難しいとされてきた、頭蓋底や脊髄、内臓などの体幹部に生じた腫瘍にも対応できるようになりました。

サイバーナイフは、上下左右、あらゆる動きをします。治療計画に基づいて、照射角度や照射線を決めていますが、通常は150〜200方向の照射ビームを打ちます。ちなみに1回の治療時間は30〜40分程度です。

● サイバーナイフによる治療

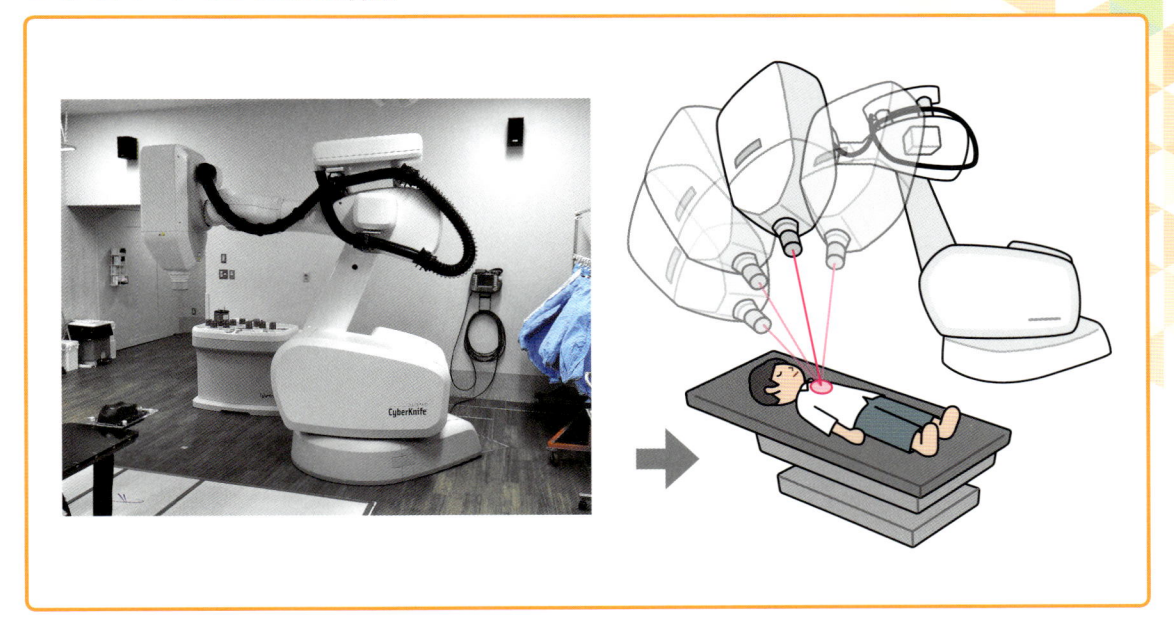

● サイバーナイフの４つの特徴

高性能である	低侵襲性である
追尾追跡システムにより病変部を的確にとらえることが可能	痛みが伴わず負担の少ない治療

治療の自由度がある	フレキシブルに対応できる
数日間の分割による照射が可能	1,200もの方向から照射できるロボットアームを使用

■ 追尾追跡システムのイメージ

追尾　　　放射線

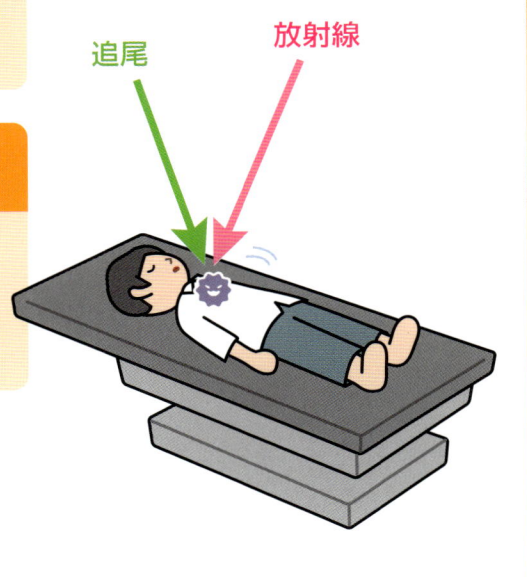

5 原発性肺がん・転移性肺がんの治療

肺がんとサイバーナイフ治療

肺がんにサイバーナイフの治療をするとき の状況や目的は、大きく3つに分けられます。

1つは、原発性肺がんが限局した早期肺が んで、通常は手術が勧められますが、高齢で あるとき、他の内科的疾患があり手術の負担 が大きいとき、本人が手術を受け入れられな いときなどです。2つ目は、原発性でも転移 性でも、肺がんが肺の中や周囲組織に進展し、 あるいは再発し、リンパ節転移もあり、手術 が困難なときです。この場合には化学療法と ともに行うこともあります。3つ目は肺がん が増大し、痛みなどの自覚症状が出てきた時 期です。この疼痛などの症状を解決するため の緩和的治療が目的になります。

いろいろな状況にある肺がんの患者さん が、呼吸器内科、外科、あるいは化学療法内 科などから紹介されて当院に来院されます。 CT画像などの資料を確認し、治療を実施す ることで、それらの目的が達成できるかを慎 重に判断することになります。従来、これら の局所治療は、手術治療か化学療法が選択さ れていました。それは、従来の分割放射線治 療では、周囲の正常組織にも治療の影響が少 なからず及ぶことが危惧され、標的の腫瘍に 充分な放射線治療が施せなかったからです。

1994年にスタンフォード大学のアドラー 教授（当時）により開発されたサイバーナイ フは、脳や頭頸部の病変について同大学で治 療が開始され、周辺の組織を守りつつ正確に 標的の病変だけを治療する定位放射線治療の 効果を実証しました。この治療法の革命は世 界中に広がり、アドラー教授は脳・頭頸部だ けを対象としていた定位放射線治療を、さら に肺や肝臓、前立腺など体幹部にも応用でき る治療ソフトの開発に発展させました。

この体幹部の治療は、米国では2001年に FDAより認可され、日本では2008年に健康 保険での治療が認められるようになりまし た。その後、サイバーナイフの治療経験は世界 中で集積され、その効果が実証されています。

標的だけを正確に治療

従来は難しかった、標的だけをより正確に 治療することがサイバーナイフで可能になっ たのは、開発者の知恵、工夫、創意によるも ので、大きく2つがあげられます。

1つは、pencil beamと呼ばれる細い放射 線を、いろいろな角度から標的を立体的に刺 繍するように正確に照射することにありま す。2つ目は、通常の放射線治療装置は、病 巣内の一点を中心とした回転運動だけで治療 を進めていきますが、サイバーナイフは縦横 無尽に動くロボットの先端に小型直線加速器 を搭載する特異な構造を有し、照射方向の空 間的な自由度が増し、中心となる一点のない 治療も可能になります。そのため、不整形の 病変に対しても病巣の形に一致した集中性の 高い線量分布を得ることが可能となります。

この道具としてのサイバーナイフに盛り込 まれた開発者の創意、工夫をいかに腫瘍の治 療に適応するかを判断していくのが、この治 療の本質であろうと考えています。

● pencil beam

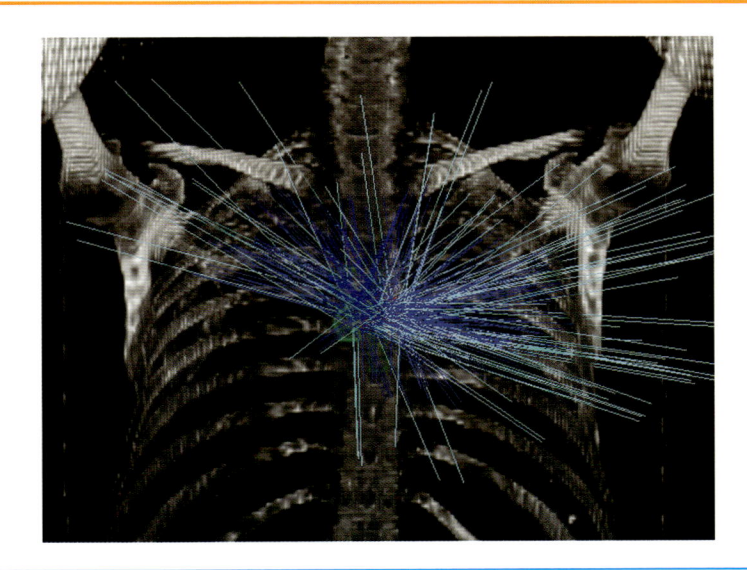

サイバーナイフの治療計画に従って、鉛筆の芯に例えられる細いペンシルビームが、いろいろな角度から、まるで標的を立体的に刺繍するように正確に照射する。

● non-isocentric

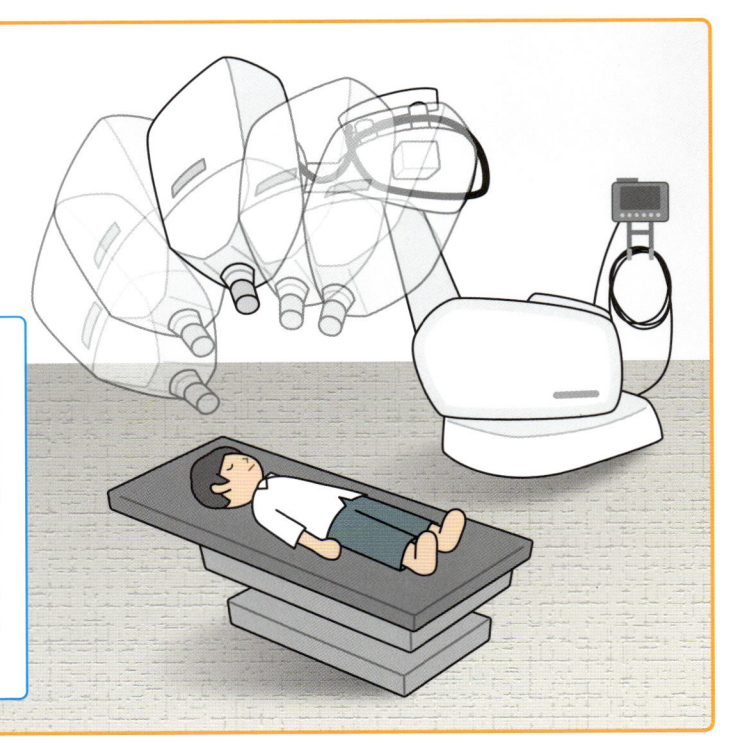

サイバーナイフは縦横無尽に動くロボットの先端に、小型直線加速器を搭載する特異な構造を持つ。そのため、照射方法の空間的な自由度が増し、中心となる一点のない治療（non-isocentric）も可能。病巣の形に一致した集中性の高い線量分布を得ることができる。

6 緩和ケアとサイバーナイフの治療

緩和ケアの概念の変遷に対応し変わる放射線治療

サイバーナイフの治療を実施するほとんどの場合、その主な目的は症状の緩和を目指すということになります。症状の原因となる腫瘍の局在病変に対して、正確にそこだけをめがけて働きかけることにより、症状緩和の達成に大きな役割を果たす手段であると考えています。

サイバーナイフによる治療は、局在する病変だけを標的にし、正確にそこだけに働きかけることが可能な手段として開発され、それが実行可能になったものとも評価しています。

WHO（世界保健機関）では、緩和ケアについて、"生命をおびやかす疾患による問題に直面している患者さんとその家族に対して、疾患の早期より身体的、心理的、社会的、精神的な問題に関してきちんとした評価を行い、それが障害とならないように予防したり対処したりすることでQOL（クオリティ・オブ・ライフ）を改善すること"と定義しています。この定義で特に注目される点は、①患者さんだけでなく家族も対象にすること、②終末期だけではなく疾患の早期から対応すること、③身体面だけではなく多面的な問題に対応すること、④生存期間だけではなくQOLを重要視することでしょう。

かつて、緩和ケアについては、"治癒を目的とした治療が無効になった患者さん"を対象としていましたが、"疾患の早期から"と変更された点にとても重要な意味があります。

この緩和ケアの概念の変遷に対応して、緩和的な放射線治療のあり方や方法も変化せざるを得ないようになっています。

緩和ケアにおけるサイバーナイフ治療の役割

緩和ケアにおける放射線治療の代表格は、なんといっても疼痛を伴う骨転移の治療になります。本書では、第2部で「胸部の骨転移」の治療例を紹介していますが、乳がんや甲状腺がんの大きな胸骨転移に対するサイバーナイフの治療が、緩和ケアを目的の一つにした典型的な例と考えられます。これほどの大きな疼痛を伴う病変について、短期間にその病変だけを正確に、丁寧に治療して、解決に導く治療手段はなかなかみつからないからです。

また、肺腺がん、肝がん、甲状腺がん、多発性骨髄腫、子宮頸がん、腎がんなど、いろいろながんの肋骨転移、肩甲骨転移、胸椎転移、鎖骨転移などの治療例も紹介しています。特に胸椎転移では、中央に位置する脊髄（胸髄）という中枢神経を保護しつつ、正確に充分な骨転移の治療が実施されています。正確に、迅速に、あいまいではなく、確実に、限られた腫瘍部分を退治する治療法がサイバーナイフ治療の特徴です。

腫瘍を縮小し消失に導くことが、基本的に最強で最良な症状緩和へと導く治療方法です。そういった意味では、「胸部のリンパ節転移」や「転移性肺がん」、「原発性肺がん」のそれぞれの治療例も、主な目的は緩和ケアに相応するものとも考えられます。

● WHO（世界保健機関）の緩和ケアの定義（2002年）

緩和ケアとは

緩和ケアとは、生命を脅かす病に関連する問題に直面している患者とその家族のQOLを、痛みやその他の身体的・心理社会的・スピリチュアルな問題を早期に見出し的確に評価を行い対応することで、苦痛を予防し和らげることを通して向上させるアプローチである。

緩和ケアは

①痛みやその他のつらい症状を和らげる
②生命を肯定し、死にゆくことを自然な過程と捉える
③死を早めようとしたり遅らせようとしたりするものではない
④心理的およびスピリチュアルなケアを含む
⑤患者が最期までできる限り能動的に生きられるように支援する体制を提供する
⑥患者の病の間も死別後も、家族が対処していけるように支援する体制を提供する
⑦患者と家族のニーズに応えるためにチームアプローチを活用し、必要に応じて死別後のカウンセリングも行う
⑧QOLを高める。さらに、病の経過にも良い影響を及ぼす可能性がある
⑨病の早い時期から化学療法や放射線療法などの生存期間の延長を意図して行われる治療と組み合わせて適応でき、つらい合併症をよりよく理解し対処するための精査も含む

日本語定訳：2018年6月　緩和ケア関連団体会議作成

● WHO（世界保健機関）による緩和ケアの考え方

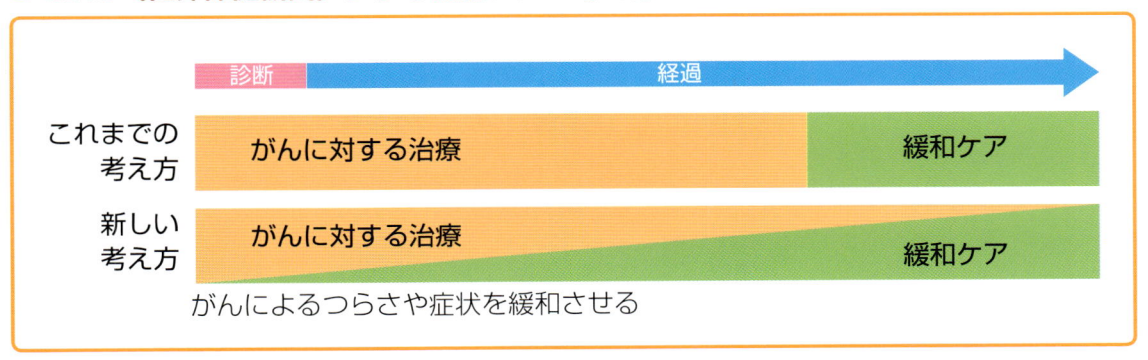

● サイバーナイフによる定位放射線治療

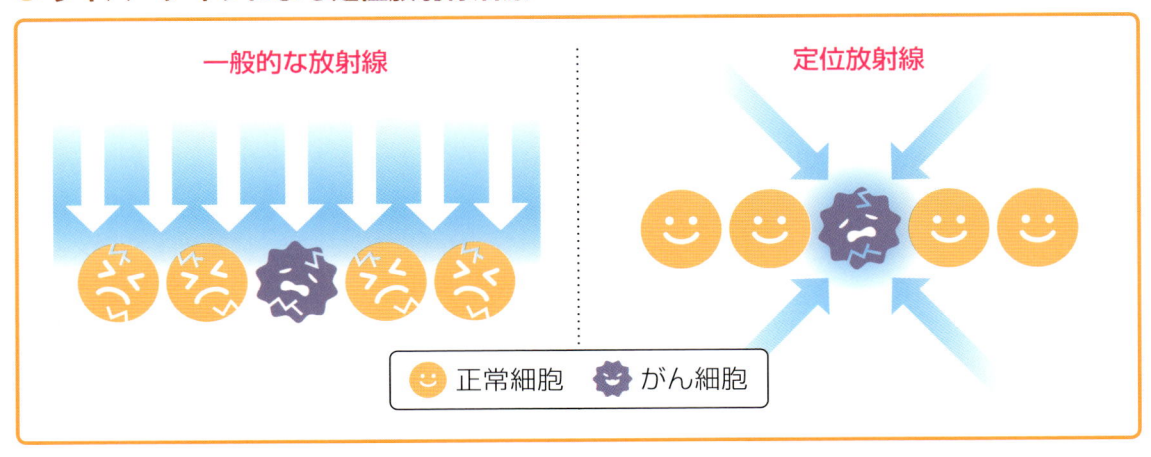

7 サイバーナイフの治療実績

7年間の治療症例数と治療部位

新百合ケ丘総合病院が開院して7年が経過しました。この間に実施したサイバーナイフの治療実績を表したものが図1と図2です。

最も多く治療した病変部位は、全身の各種がんよりの疼痛を伴うことの多い骨転移〈2,385例〉と各部位のリンパ節転移〈1,957例〉でした。これらを合わせると4,342例となり、全体の症例数〈9,055例〉の約半数〈48％〉を占めています。この数字はまさにサイバーナイフの治療の主な役割は、全身のがん全体と戦うのではなく、ごく限られた局所の転移病巣のコントロール（制御）であることをよく示していると思います。脳・脊髄・脳神経〈2,400例〉は約4分の1〈26.5％〉となり、少し増加傾向をみせています。

ここまでの骨転移、リンパ節転移、脳・脊髄病変の3つを合わせると、約4分の3〈6,742例〉74.5％を占めることになります。これに続いて、肺・気管・縦隔が1,050例〈11.6％〉、頭頸部476例〈5.3％〉、肝・胆・膵343例〈3.8％〉が傾向として多くみられます。肺転移や縦隔転移はサイバーナイフの治療対象として今後も増えていくであろうと実感しているところですが、この傾向が数字で裏付けられた格好です。これらはサイバーナイフの定位放射線治療に際して、"目の前にみえるものは正確に叩き、みえないものは予防的に叩かない"という原則、治療の意図がそのまま反映されている結果であると考えます。

サイバーナイフの定位放射線治療は、腫瘍の種類、放射線への感受性、腫瘍の大きさ（体積）、部位、周辺組織の状況、症状などにより、3〜5回照射、7回照射、8〜12回照射などの分割回数を、それぞれの作成した治療計画で有効性、安全性を考慮して、個々に設定し実施します。これらを勘案すると、この7年間に9,055例の治療計画を実行するために、総計39,158回、患者さんに分割治療が実施されたことになります。

肺・胸部における治療例

さて本書では、肺・胸部に存在するがんの治療例についてまとめてみました。治療部位の分類では、全身のリンパ節転移と骨転移をそれぞれ一つのまとまりとして扱いました。さらに、全身のリンパ節転移や骨転移の中で、肺・胸部にこれらの病変が何例存在していたかを詳細に確認してみました。

その結果、この部位のリンパ節転移が425例、胸椎転移や肋骨転移などの骨転移が474例、合わせて899例が、肺・胸部に存在していたことが判明しました。すなわち、上記の肺・気管・縦隔が1,050例〈11.6％〉に、肺・胸部の骨転移、リンパ節転移の899例を加えると、1,949例〈21.5％〉の治療病変が肺・胸部に存在したことが明らかになりました。

サイバーナイフによる治療には、早期の原発性肺がんから進行がん、再発・転移したがんまで、さまざまな効果が期待できます。完全な治癒を目的とした"根治照射"をはじめ、転移したがんによる疼痛などの症状を緩和する"緩和照射"にも用いられています。

図 1　部位別集計

2012.8.1〜2019.8.31

	症例数	総件数（分割照射数）		
		入院	外来	合計
脳・脊髄・脳神経	2,400	3,555	2,587	6,142
頭頸部	476	2,073	1,455	3,528
肺・気管・縦隔	1,050	2,127	4,120	6,247
乳房	66	149	243	392
肝・胆・膵	343	1,014	1,474	2,488
消化器系	44	243	206	449
婦人科系	46	156	223	379
泌尿器系	106	263	653	916
造血器・リンパ系	1,957	3,585	5,516	9,101
皮膚・骨・軟部組織	2,385	4,136	4,237	8,373
その他	182	454	689	1,143
合計	9,055	17,755	21,403	39,158

図 2　部位別症例数

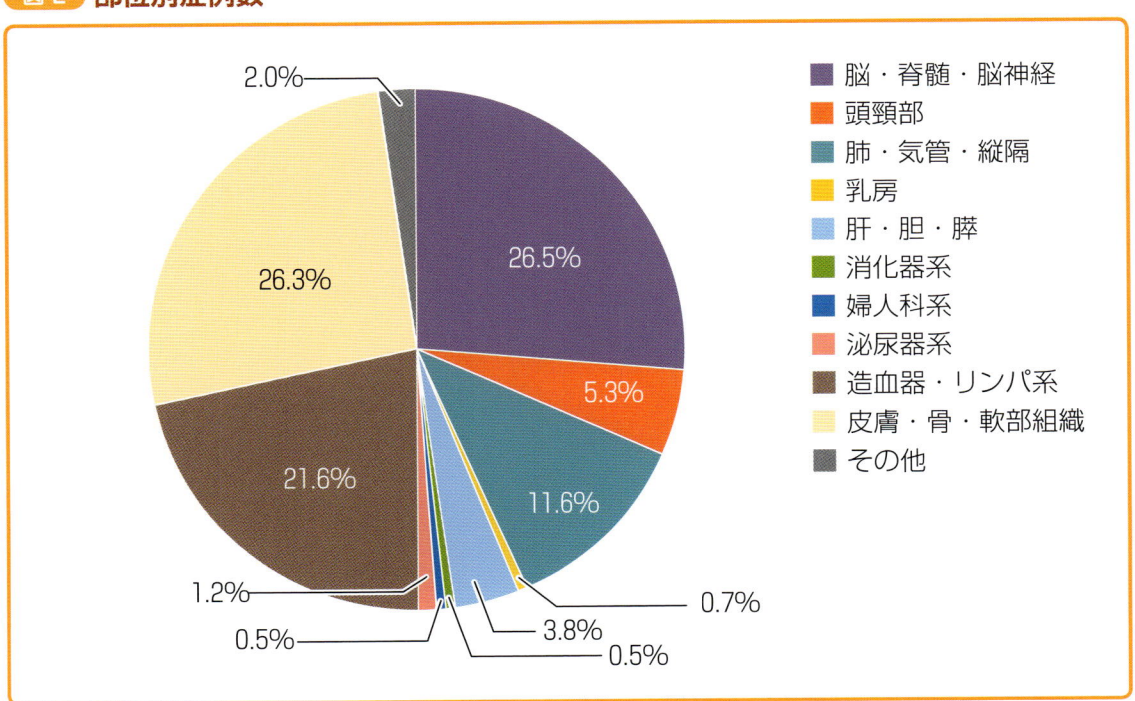

資料：新百合ケ丘総合病院放射線治療科サイバーナイフ診療部

COLUMN 1

サイバーナイフの開発者；ジョン・アドラー教授

　この夏、2019年7月に岡山市で開催された日本臨床脳神経外科学会で、来日されたアドラー教授に久しぶりに面談する機会がありました。いうまでもなく、アドラー教授は私どもが毎日使用している定位放射線治療を実行するシステム"CyberKnife"（サイバーナイフ）を発明した方です。

　彼はシリコンバレーに設立したベンチャー企業アキュレイ社でCyberKnifeを完成させ、1994年、自らのスタンフォード大学で定位放射線治療を開始しました。いくつかの全く革命的な"image guided"の手法を取り入れ、治療中に逐次、治療標的の動きを追跡する手法の始まりでした。

　それから25年後、現在再び、正確に標的を素早く追いかけて定位放射線治療を実行する、全く新しい"gyroscopic"システムの治療機の開発を成し遂げて、米国、欧州、中国、そして日本へ導入するべく活動を開始しているとのことでした。岡山では、ほんの数時間の日本滞在で、関西国際空港より帰国の途につかれました。

　また、2ヵ月後の9月に、今度はNHKより当院でのサイバーナイフ治療について番組制作の企画が持ち込まれ、出演のため再び来日いただきました。10月に当院で、私の師匠、デューク大学の福島孝徳教授とご一緒に大盛りあがりの2時間のインタビューと撮影を済まされ、またすぐに羽田よりサンフランシスコへの帰路につかれました。ますますお元気で、世界中を駆け回る忙しい毎日を過ごされておられます。

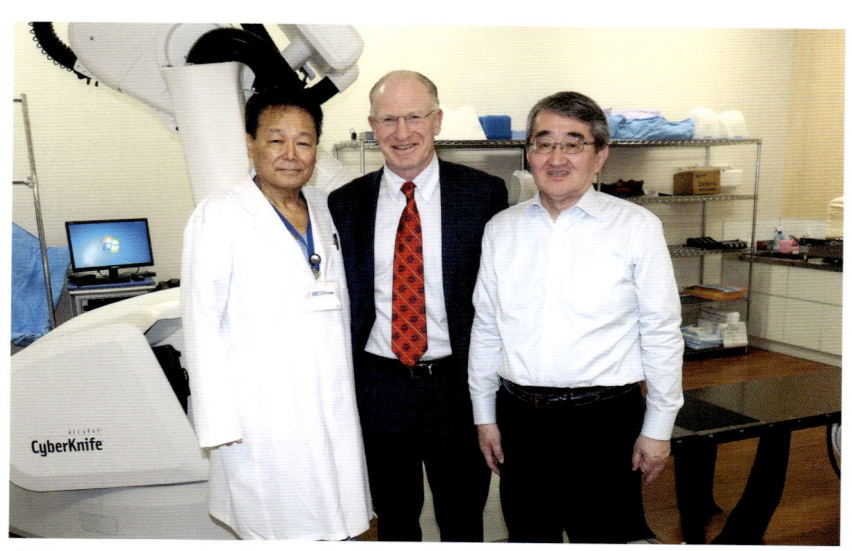

●ジョン・アドラー教授（中央）と福島孝徳教授（左）、著者（右）

サイバーナイフ治療の実際

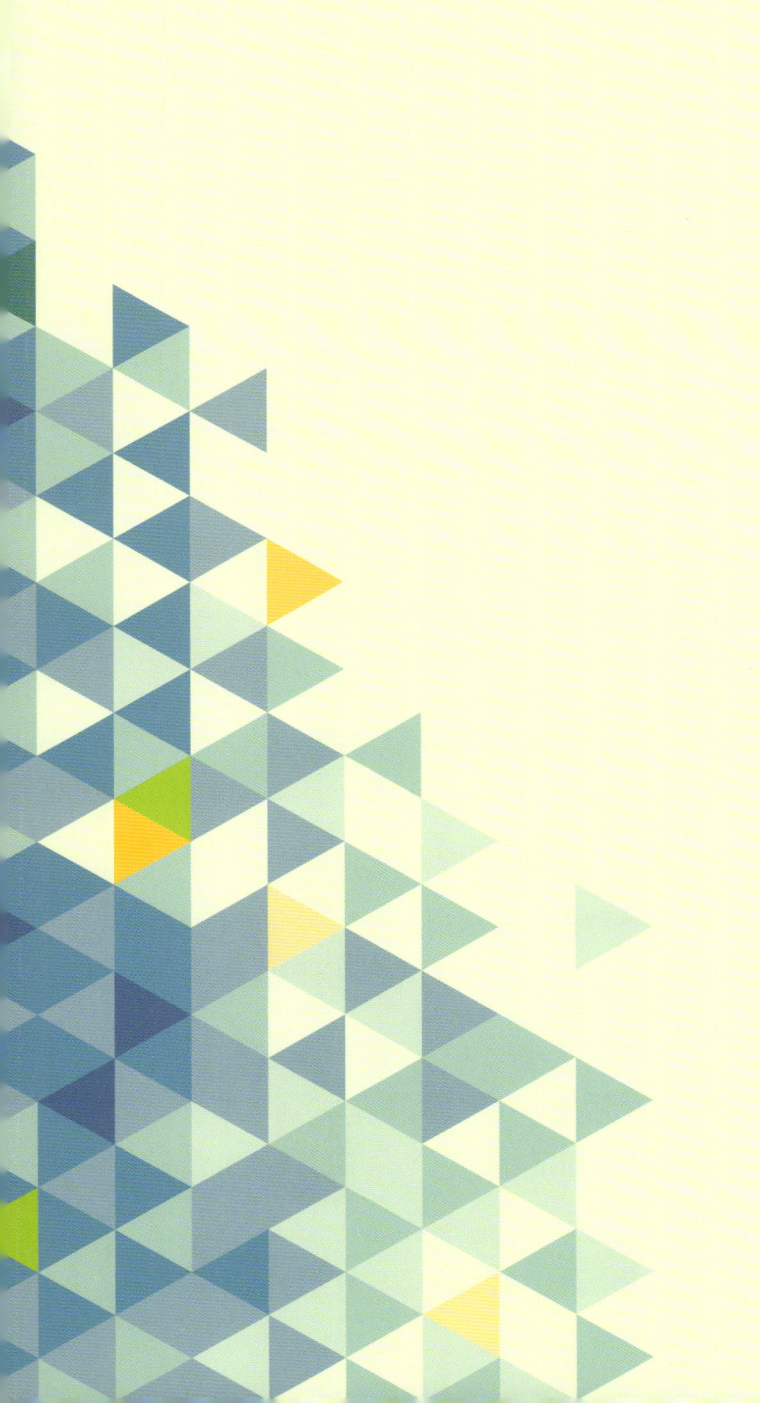

1 原発性肺がんの治療

〈原発性肺がんとは〉

肺の組織そのものから発生するがんを「原発性肺がん」といいます。空気の通り道である肺の中で、気管、気管支、肺胞の粘膜上皮から発生するがんです。本項目ではこの原発性肺がんの治療について解説します。

一方、他の臓器に発生したがんが、豊富な血流に乗って肺に転移してきて増大したものを「転移性肺がん」と呼びます。これについては次項で扱います。

原発性肺がんは、以前よりたばこを吸う男性に多い病気として認識されてきましたが、女性の患者さんも次第に増えてきており、受動喫煙の影響も盛んに指摘されてきています。世界的にみても、肺がんの患者さんの数は高齢者の増加とともに増加傾向にあり、日本では、男性のがんでは死因の第1位、女性のがんでは第2位にあげられています。

原発性肺がんは、肺の多くの組織から発生するため多くの種類があります。原発性肺がんの組織を一部取り出して（生検）、顕微鏡で観察すると、腺がん、扁平上皮がん、大細胞がん、小細胞がんの4つのタイプに分けることができ、これらの腫瘍が大多数を占めています。

治療法を考えるときには、この4つのタイプを、「小細胞肺がん」（約15%）と、その他の3つをまとめた「非小細胞肺がん」（約85%）の2つに分けることもあります。

各原発性肺がんは、その発生する場所や、喫煙との関連性、抗がん剤による化学療法への反応性、放射線への感受性や反応などに特徴がみられるので、どのように治療し対応すべきかを充分に検討することが大切です。

〈それぞれの肺がんに対する治療〉

腺がんは女性に多く、喫煙との関係は薄く、非喫煙者にも多くみられ、原発性肺がんの中では頻度が最も高く約40%を占めるとされています。放射線治療に対する感受性は決して良好ではないので、腫瘍体積が大きいのか小さいのか、大血管との位置関係は近いのか離れているのかなど、治療前に対応を充分に考慮することが必要です。

扁平上皮がんの頻度は約35%とされ、喫煙との関連が強く、放射線感受性は充分に良好で、手術や化学療法との協力でサイバーナイフで治療する機会も少なくありません。

小細胞がんは、肺がんの10〜15%を占めており、がんの進展速度が速く、初期よりリンパ節や多臓器への転移がみられる悪性度の高い肺がんです。逆に抗がん剤や放射線治療への感受性は他の原発性肺がんに比べて大変良好で、治療に関連する各部門の協力による柔軟な治療が望まれます。

原発性肺がんに対する治療は、手術治療、抗がん剤による化学療法、放射線による約6週間の分割放射線治療が広く実施されてきていますが、サイバーナイフの"少数回分割"定位放射線治療は、これらの治療に精通した呼吸器内科、呼吸器外科、化学療法内科、放射線治療科など、各専門医の判断や依頼をもとに、慎重に工夫をして実施することになります。

以下に、いくつかの治療例をPETCTなどの画像を提示しながら、みていくことにします。

● 肺がんの組織型とその特徴

	組織分類	発生する場所	特徴
非小細胞肺がん	腺がん	肺野部に多い	• 肺がんの中で最も多い • 症状が出にくい
	扁平上皮がん	肺門部に多い	• 咳や血痰などの症状が現れやすい • 喫煙との関連が大きい
	大細胞がん	肺野部に多い	• 増殖が速い • 小細胞がんと同じような性質を示すものもある
小細胞肺がん	小細胞がん	肺門部に多い	• 増殖が速い • 転移しやすい • 喫煙との関連が大きい

● 肺がんが多く発生する肺野・肺門

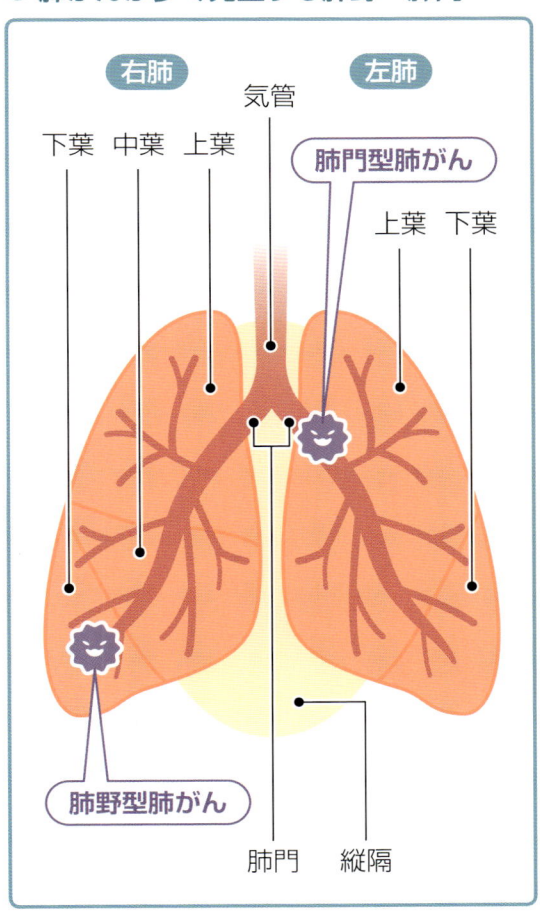

右肺　左肺　気管　肺門型肺がん　下葉　中葉　上葉　上葉　下葉　肺野型肺がん　肺門　縦隔

● リンパ節への転移の例

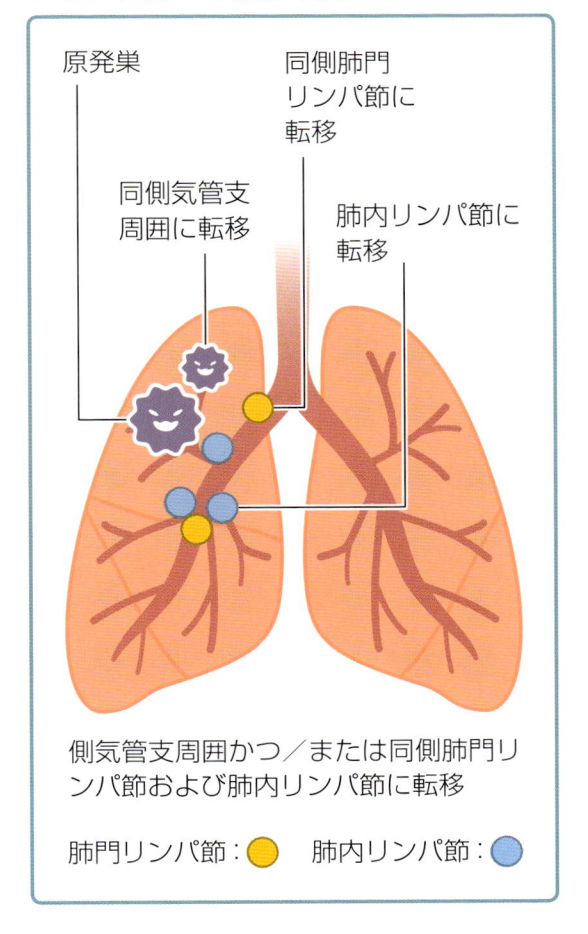

原発巣　同側肺門リンパ節に転移　同側気管支周囲に転移　肺内リンパ節に転移

側気管支周囲かつ／または同側肺門リンパ節および肺内リンパ節に転移

肺門リンパ節：　肺内リンパ節：

❶ 肺扁平上皮がんの術後再発 ⋯⋯⋯⋯⋯⋯⋯⋯⋯⋯⋯⋯⋯⋯⋯⋯⋯⋯⋯⋯⋯⋯ 70代男性

症状 ４年前に気胸をおこし、胸痛、呼吸苦を訴えて大学病院を受診し、気胸の治療として胸腔ドレナージが行われました。その後の検査で気胸の原因である肺がんが見つかり、引き続き、左上葉切除術が施行されました。腫瘍は扁平上皮がんでした。

手術１年後に左上葉肺尖部に腫瘍の再発がみられましたが、間質性肺炎を伴っており、放射線治療などは見送られました。さらに１年が経過して腫瘍は大きく増大し（図１）、サイバーナイフ治療の相談に、紹介されて来院されました。

治療経過 CT治療計画（図３）を作成し、治療は７日間７分割で実施されました。腫瘍体積は53ccでした。

治療後 治療７ヵ月後のPETCT（図２）で、腫瘍は、縮小退縮していることが確認されました。

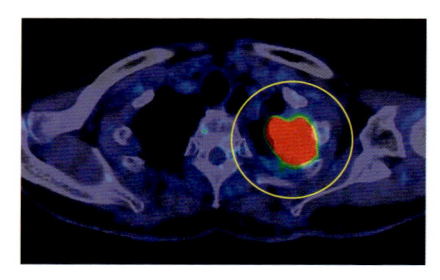
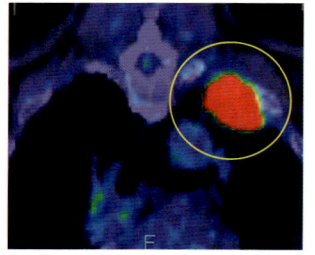

図1
治療前のPETCT。左上葉肺尖部に胸膜、肋骨と癒着する肺がんを認める

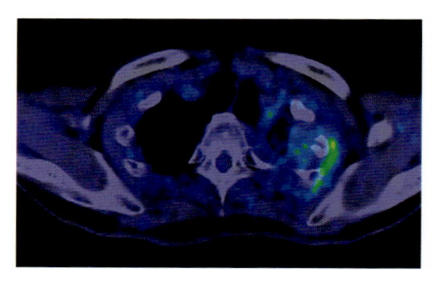
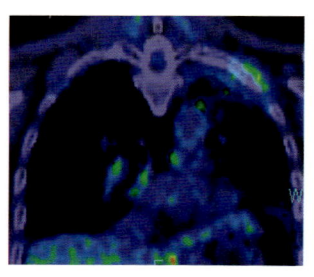

図2
治療７ヵ月後のPETCT。腫瘍は縮小退縮を示した

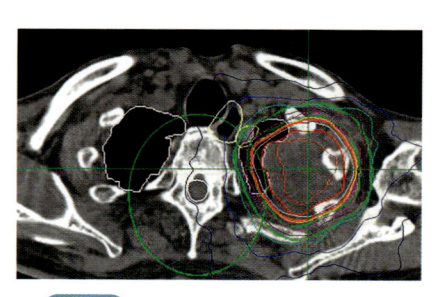
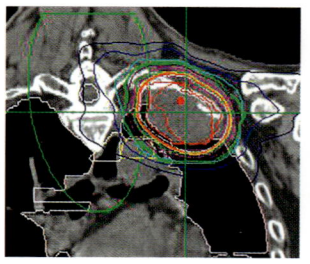
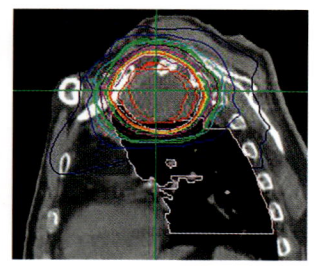

図3
CT治療計画図。赤い線で囲まれた部分が肺扁平上皮がんを示す

❷ 肺扁平上皮がん ……………………………………………………………**70代男性**

症状≫微熱が続くので近医を受診したところ、CTで右上葉肺尖部に大きな腫瘍がみられたため、紹介されて総合病院を受診されました。PETCT（図1）、CTガイド下肺生検にて、縦隔浸潤と胸膜播種を伴う5cm大の大きな肺扁平上皮がんと診断されました。総合病院では抗がん剤の化学療法を勧められましたが、本人・家人が化学療法による治療に納得できず、紹介状を持って当院へ来院されました。

治療経過≫その後、呼吸器内科医と充分に治療の話し合いを済ませて、CT治療計画（図3）を作成し、腫瘍体積56ccの原発性肺扁平上皮がんに、12回分割でサイバーナイフの治療を実施しました。

治療後≫経過観察が行われ、1年4ヵ月後のPETCT（図2）では、治療を行った腫瘍はよくコントロールされていることが確認されました。

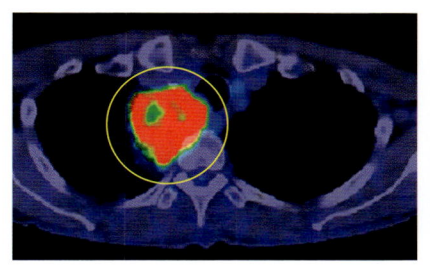
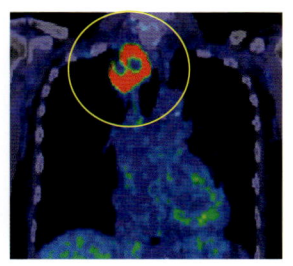

図1
治療前のPETCT。右上葉肺尖部に大きな肺扁平上皮がんがみられる

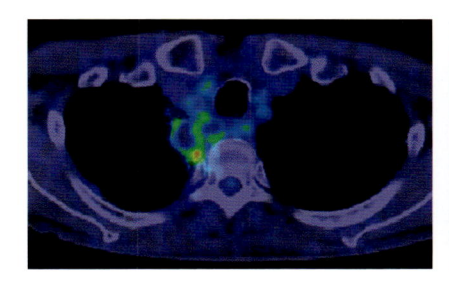
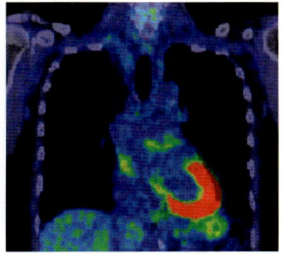

図2
治療後のPETCT。右上葉肺尖部の大きな腫瘍は縮小消退を示している

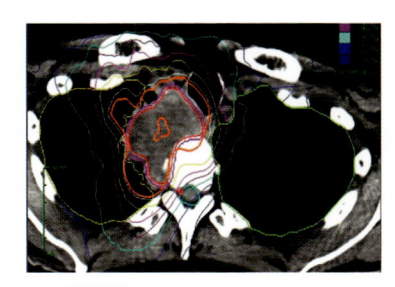
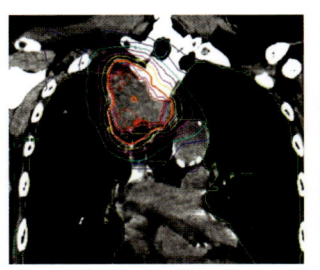
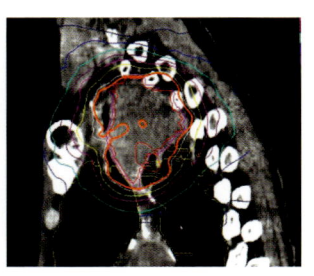

図3
CT治療計画図。赤い線で囲まれた部分が右上葉肺尖部の扁平上皮がんを示す

❸ 肺扁平上皮がん ……………………………………………… 70代男性

症状 ≫50年来、喫煙を続けていました。血痰があったため近医を受診し、肺がんを疑われて総合病院へ紹介されました。気管支鏡検査の生検で扁平上皮がんと診断されましたが、肺がんは大きく、胸膜播種や縦隔リンパ節転移が疑われ、抗がん剤の化学療法が予定されました。その後、相談のうえ、紹介状を持ってサイバーナイフの治療に来院されました。

治療経過 ≫PETCT（図１）では、右肺下葉の肺門部に大きな腫瘍がみられ、縦隔リンパ節転移、胸膜播種も確認されました。CT治療計画（図３）を済ませて、肺がんは10日間10分割で、胸膜播種は３日間３分割、縦隔リンパ節は５日間５分割で治療が実施されました。肺がんの体積は159ccでした。

治療後 ≫その後、紹介元の総合病院へ戻り、治療と経過観察が行われました。治療５ヵ月後のPETCT（図２）では、治療部位はそれぞれに縮小退縮傾向をみせていることが確認されました。

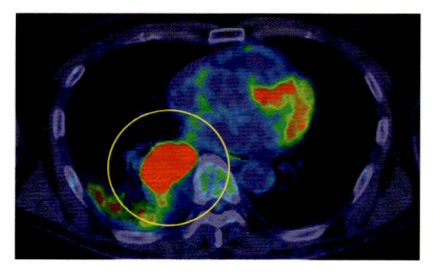
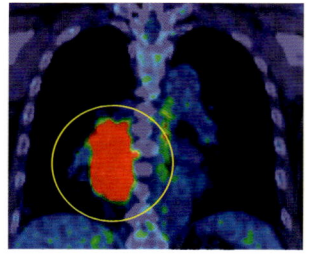

図1
治療前のPETCT。右肺下葉の肺門部に大きな腫瘍がみられる

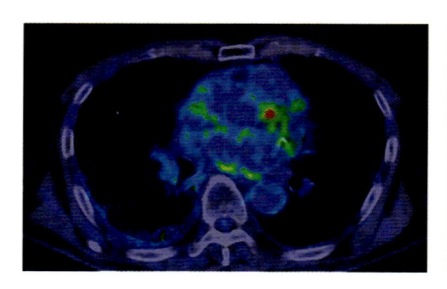
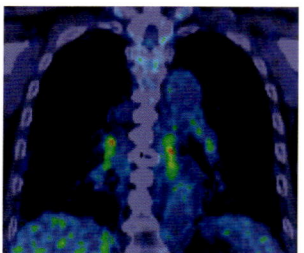

図2
治療５ヵ月後のPETCT。右肺下葉の肺門部の大きな腫瘍は縮小消退をみせた。胸膜播種、縦隔リンパ節転移も縮小消退をみせている

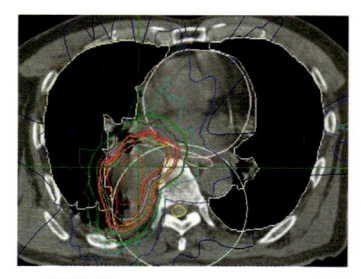
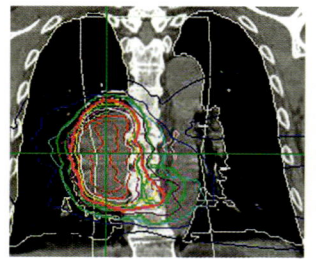
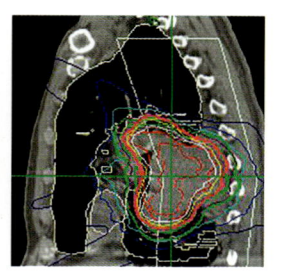

図3
CT治療計画図。赤い線で囲まれた部分が右肺下葉から肺門部の腫瘍を示す

❹ 肺腺がん……………………………………………………………………70代女性

症状 ▶ 元々、甲状腺機能亢進症と心不全でしたが、近医への通院を中断していたところ、朝から息苦しく、嘔吐もあり、救急車で当院へ搬送されてきました。検査により左肺上葉に肺腫瘍の存在が明らかになりました。全身の合併症が多いので、手術や化学療法ではなくサイバーナイフの治療が選択されました。

治療経過 ▶ PETCT（図1）で肺がんの存在は確認されましたが、組織診断は確定されませんでした。CT治療計画（図3）を作成し、

治療は10日間10分割で実施されました。腫瘍体積は45ccでした。

治療後 ▶ 1年後のPETCT（図2）では、腫瘍はほぼ縮小退縮していることが確認されました。2年半後に近医で強度の貧血を指摘されて内科へ再来されました。そのとき、CTで肺陰影を再度指摘され、肺腺がんの再発が確認されました。肺腺がんの診断が確定してからは現在まで約2年間、通院で化学療法を定期的に実施しています。

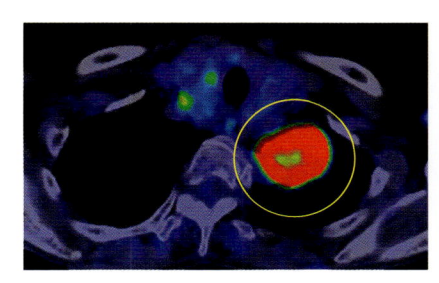
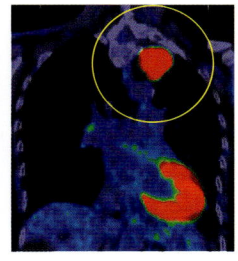

図1
治療前のPETCT。左肺上葉に肺がんが認められる

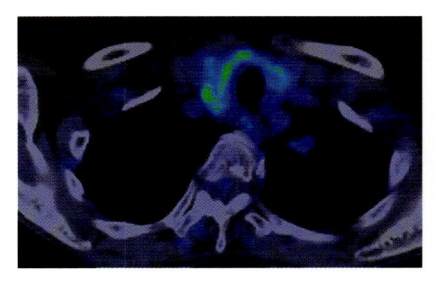
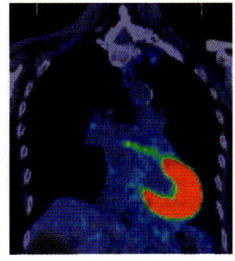

図2
治療1年後のPETCT。腫瘍は縮小消退を示した

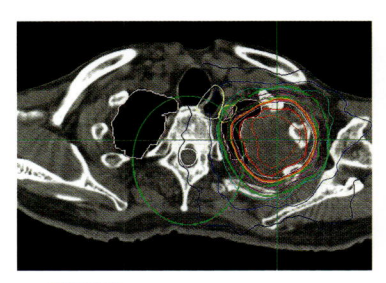
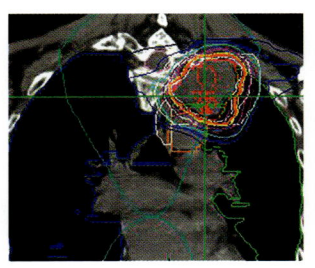
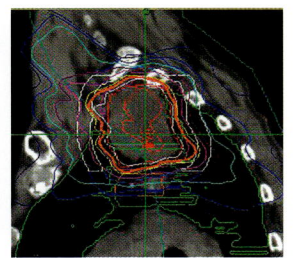

図3
CT治療計画図。赤い線で囲まれた部分が肺腫瘍を示す

❺ 肺扁平上皮がん ………………………………………………………………… 70代男性

症状 長い時期の重喫煙者で、高度の肺気腫を伴っていました。6年前に大学病院で右肺下葉原発の扁平上皮がんで右下葉切除、右上葉部分切除が行われました。手術後、全身状態の指標のPSがやや低下したため、術後の化学療法は内服薬だけに控えていました。術後2年で、今度は左肺上葉に腫瘍が出現し、4ヵ月後には増大が明らかになりました。肺気腫に加えて、肺切除後で高度の慢性呼吸不全状態で、負担がかかるため気管支鏡での生検は控えられていましたが、腫瘍マーカーの動きから、再度原発性の肺腫瘍が考えられました。治療について可能か否か紹介されて来院されました。

治療経過 CT治療計画（図3）を作成し、治療は6日間6分割で実施されました。腫瘍体積は18ccでした。

治療後 治療後は状態の変化はなく、治療3ヵ月後のPETCT（図2）では、腫瘍がほぼ縮小退縮したことが確認されました。 ●

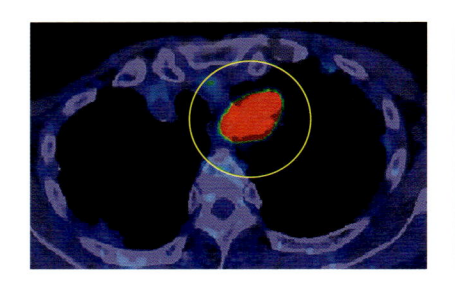
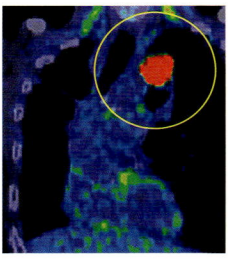

図1
治療前のPETCT。左肺上葉に肺がんを認める

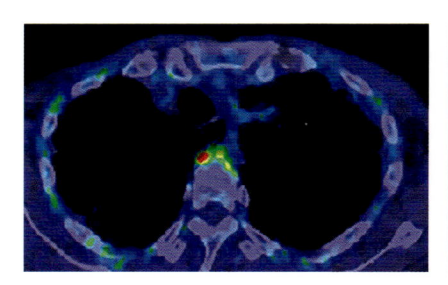
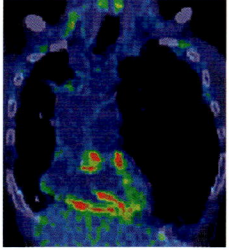

図2
治療3ヵ月後のPETCT。腫瘍は縮小消退を示した

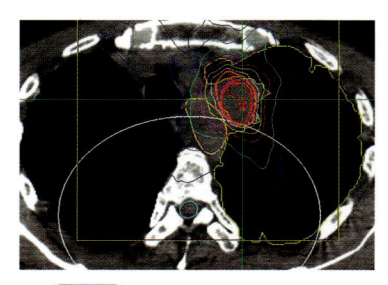
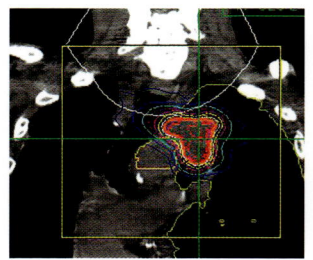
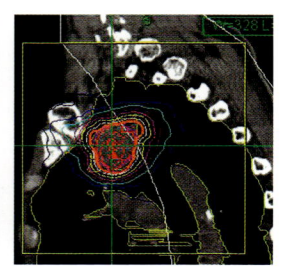

図3
CT治療計画図。赤い線で囲まれた部分が肺腫瘍を示す

❻ 右肺がん（神経内分泌腫瘍）の気管再発……………………………60代男性

症状 ≫ 6年前に総合病院で肺がんが見つかり、右肺上葉切除とリンパ節郭清手術が行われました。組織診断は神経内分泌腫瘍と確定され、経過観察を受けていました。2年前に呼吸が苦しくなり、次第に悪化してきたので、同院の耳鼻咽喉科を受診しました。声門下の気管に腫瘍がみられ、喘鳴も激しく、同日、腫瘍より2㎝ほど尾側の位置に気管切開が行われました。その後、気管の腫瘍は肺がんと同じく神経内分泌腫瘍と判明しました。

　そのため、PETCT（図1）が行われ、他に転移がみられないことにより、再度この気管がんについて、喉頭を温存しつつ手術切除が予定され、手術後の放射線治療や化学療法についての説明を受けました。その後、本人と家族がサイバーナイフ治療を強く希望し、紹介状を持って来院されました。

治療経過 ≫ 治療のためのCT治療計画（図3）を作成して、治療は10日間10分割で実施されました。腫瘍体積は6.1ccでした。

治療後 ≫ 治療3ヵ月後のPETCT（図2）で、腫瘍の縮小消退が確認されました。　　●

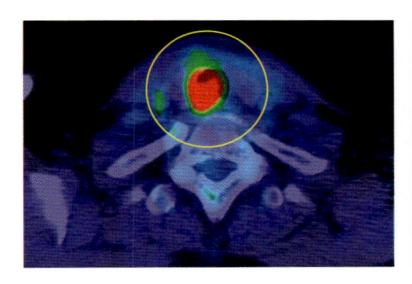
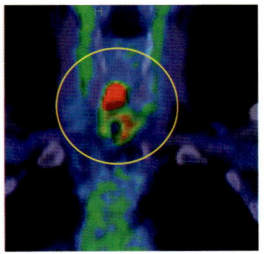

図1
前医で治療前に実施されたPETCT。気管内を充満する腫瘍がみられる

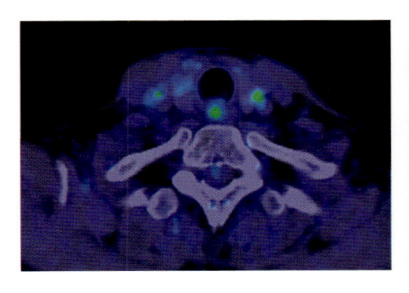
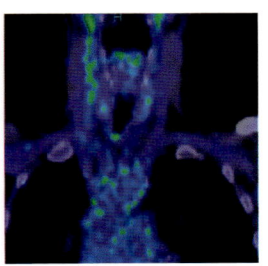

図2
治療3ヵ月後のPETCT。気管内の腫瘍は縮小消退をみせた

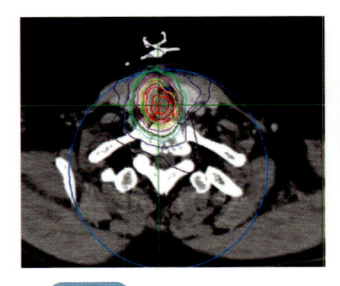
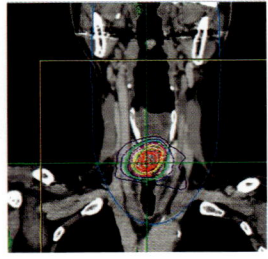
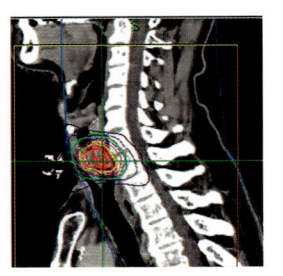

図3
CT治療計画図。赤い線で囲まれた部分が気管内の腫瘍を示す

❼ 肺門部扁平上皮がん·····································70代男性

症状 長年のヘビースモーカーでした。大学病院の呼吸器外科で肺門部の扁平上皮がんの診断を受け、手術が予定されていましたが、紹介状を持って相談に来院されました。組織診断は気管支鏡による生検で確定されており、リンパ節などの転移は否定的とのことでした。咳と痰が大変に多くみられました。

治療経過 PETCT（図1）で右肺門部のがんとリンパ節転移がないことを確認しましたが、右肺中葉に無気肺、下葉に肺炎の所見がみられました。そこで、内科にて抗菌剤投与が行われ、炎症が治まるのを待つことになりました。1ヵ月後に服薬が奏功し、炎症が軽快したことを受けて、サイバーナイフの治療計画（図3）を作成し、治療は10日間10分割で実施されました。腫瘍体積は8ccでした。

治療後 治療後は、特段に訴えもなく経過し、5ヵ月後のPETCT（図2）で腫瘍の縮小消失が確認されました。その後は、化学療法内科医にて治療と経過観察で追跡されています。

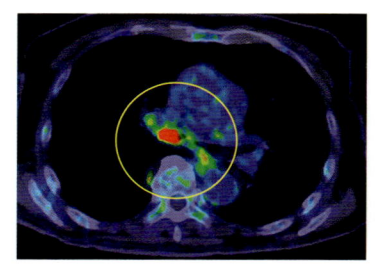
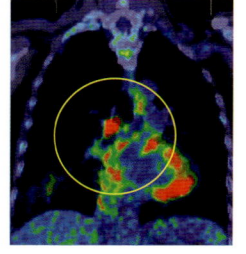

図1
治療前のPETCT。右肺門部の腫瘍とこれに続く炎症がみられる

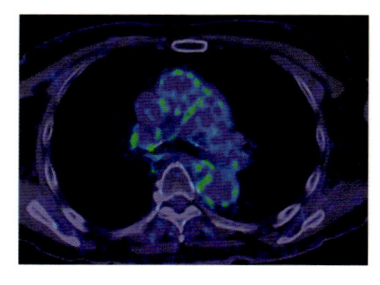
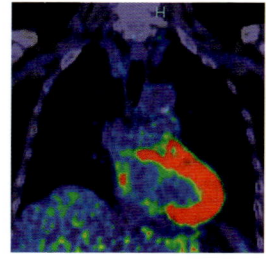

図2
治療5ヵ月後のPETCT。腫瘍はほぼ縮小消退し、周辺の炎症も軽快を示した

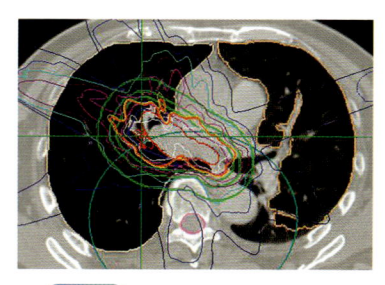
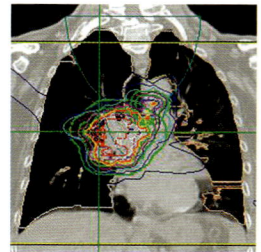
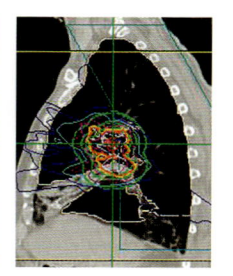

図3
CT治療計画図。赤い線で囲まれた部分が腫瘍を示す

❽ 肺腺がんまたは大細胞がん………………………………………………50代女性

症状 5年前の1月頃より咳が続き、マイコプラズマ肺炎の診断で治療を受けていましたが、全く改善しないため、7月に大学病院を受診しました。精査を受けて肺がんがみつかり、肺がんは生検にてEGFR遺伝子変異陽性の原発性肺がん（肺腺がんまたは大細胞がん）と診断が確定し、3年間、タルセバ内服治療が続けられていました。この間、内服薬の皮膚障害に耐えられないために、内服量を減じたりしましたが、このため咳が強くなっ

たりもしていました。そこで、診療情報を持って治療について相談に来院されました。

治療経過 PETCT（図1）で評価確認し、CT治療計画（図3）を作成して、サイバーナイフの治療は10日間10分割で実施されました。腫瘍体積は2.2ccでした。

治療後 その後、経過観察を大学病院とともに実施して、治療8ヵ月後のPETCT（図2）では、治療がよく奏功を示したことが確認されました。

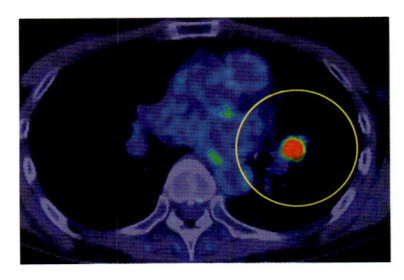
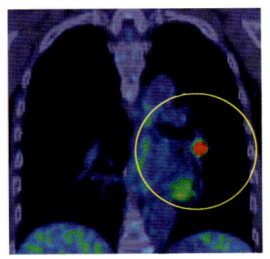

図1
治療前のPETCT。左上葉舌区に肺がんがみられる

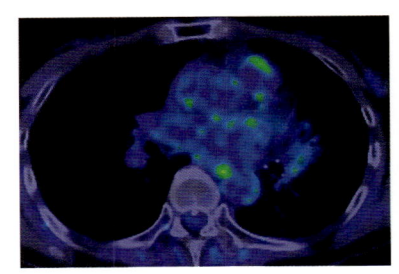
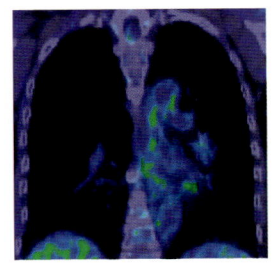

図2
治療8ヵ月後のPETCT。左上葉舌区の肺がんは縮小消退をみせている

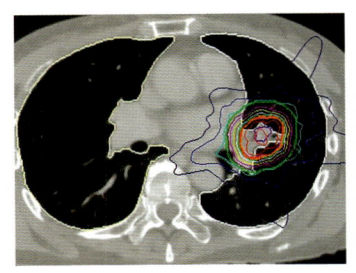
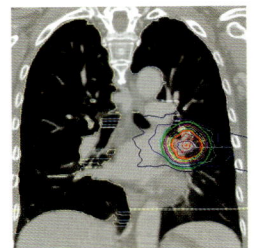
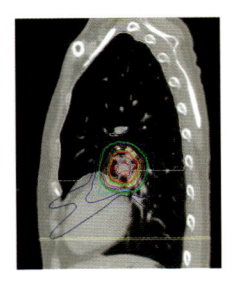

図3
CT治療計画図。赤い線で囲まれた部分が原発性肺がんを示す

❾ 肺腺がん ……………………………………………………………………50代女性

症状 ▶5年前、健康診断で左下肺野に結節影が指摘されました。3ヵ月後、近くの総合病院で左肺下葉に腫瘍性病変を指摘されましたが、病理診断は確定されませんでした。翌年には、増大傾向がみられ、手術摘出を勧められましたが、本人が手術を希望しませんでした。その後、人間ドックで腫瘍の更なる増大が指摘され、さらに翌年、大学病院で肺腺がんと診断が確定し、cT3N0M0 ⅡB期と判定されました。1年半前はT1aでⅠA期が現在はT3と、確実に病状が進行していること、

手術治療が望ましいことが説明されましたが、話し合いの後、サイバーナイフ治療の相談に来院されました。

治療経過 ▶PETCT（図1）で評価し、CT治療計画（図3）を作成し、治療は5日間5分割で実施しました。腫瘍体積は8.8ccでした。

治療後 ▶その後は再度、大学病院での経過観察が続き、治療1年9ヵ月後のPETCT（図2）では、腫瘍は縮小消退を示していることが確認されました。

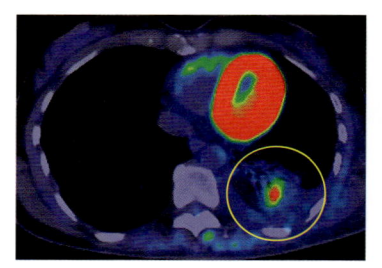
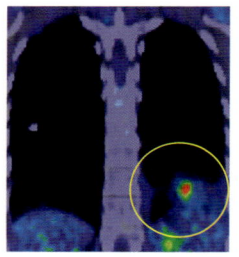

図1
治療前のPETCT。左肺下葉に肺腺がんがみられる

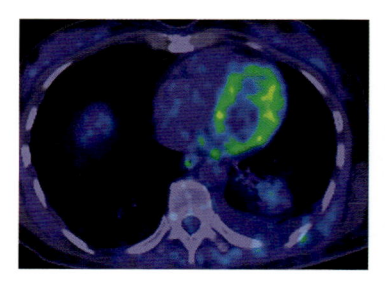
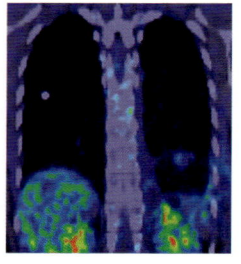

図2
治療1年9ヵ月後のPETCT。左肺下葉の腫瘍陰影は縮小消退傾向をみせている

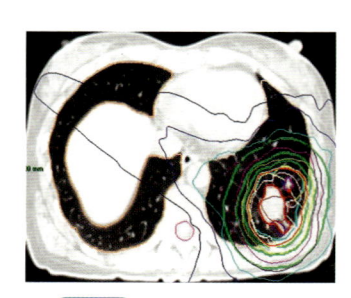
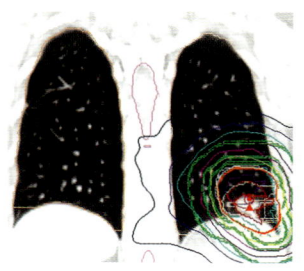
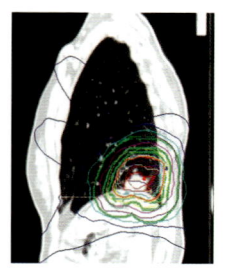

図3
CT治療計画図。赤い線で囲まれた部分が肺腺がんを示す

❿ 肺扁平上皮がん …………………………………………………………………… 70代男性

症状≫12年前に噴門部の胃がんの手術治療を受けた大学病院より、紹介状を持って来院されました。約2ヵ月前より食欲低下があり、胃内視鏡検査のため大学病院へ検査入院しました。食道炎の診断で治療を行い軽快しましたが、そのときの胸部CTで左肺上葉に腫瘍があり、気管支鏡の組織検査で扁平上皮がんと診断が確定し、手術治療が予定されました。糖尿病があり、手術に代えてサイバーナイフ治療のため相談に来院されました。

治療経過≫PETCT（図1）で確認し、CT治療計画（図3）を作成して、サイバーナイフの治療は7日間7分割で実施されました。腫瘍体積は51ccでした。

治療後≫治療後は紹介先と経過観察をしましたが、8ヵ月後のPETCT（図2）で肺がんは縮小消失を示していることが確認されました。

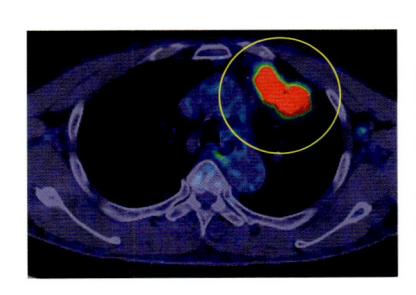
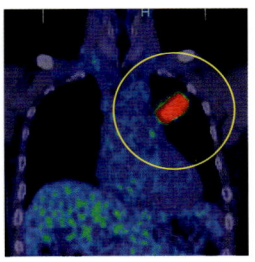

図1
治療前のPETCT。左肺上葉に扁平上皮がんがみられる

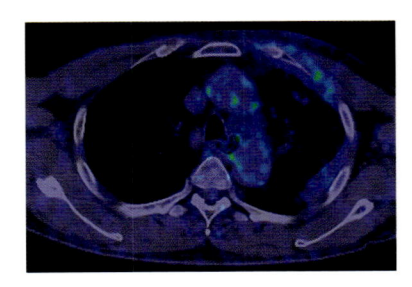
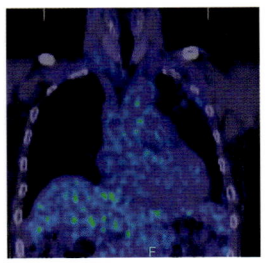

図2
治療8ヵ月後のPETCT。左肺上葉の扁平上皮がんは縮小退縮を示した

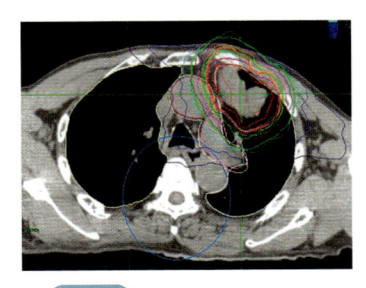
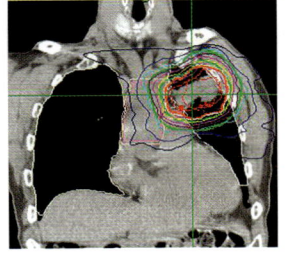
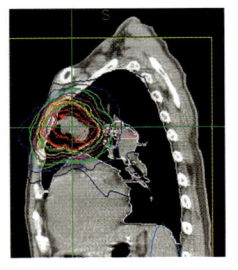

図3
CT治療計画図。赤い線で囲まれた部分が左肺上葉の扁平上皮がんを示す

⓫ 肺腺がん ……………………………………………………………30代女性

症状 ≫ 4年前の6月に健康診断で右下肺野に異常陰影を指摘されて、大学病院を受診しました。CTで右肺下葉に直径2.5mmの腫瘍陰影が認められ、気管支鏡による生検で、肺腺がんと診断されました。あわせて全身検索も行われて、cT3N0M0 Stage IIBと判定されました。

大学病院では検討の結果、右肺下葉切除手術を勧められました。本人・家人に治療の説明が行われた後、希望により紹介状と画像を持って、9月末、当院へサイバーナイフ治療の相談に来院されました。

治療経過 ≫ PETCT（図1）で確認後、CT治療計画（図3）を作成し、11月、治療は7日間7分割で実施されました。腫瘍体積は6.1ccでした。

治療後 ≫ その後、大学病院と経過観察が続けられて、2年後のPETCT（図2）では、肺腺がんは縮小消退を示したことが確認されました。

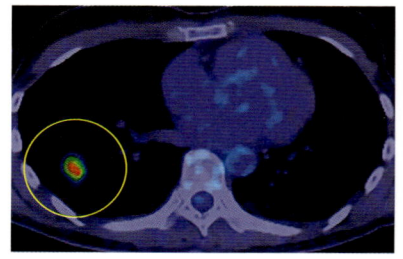
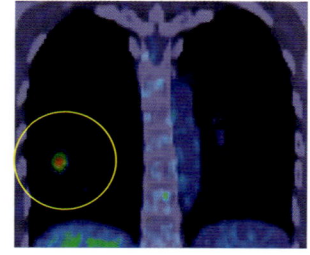

図1
治療前のPETCT。右肺下葉に肺腺がんが認められる

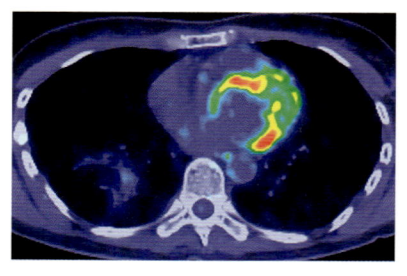
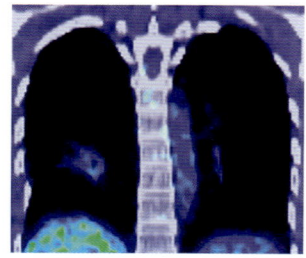

図2
治療2年後のPETCT。右肺下葉の肺腺がんは縮小消退を示している

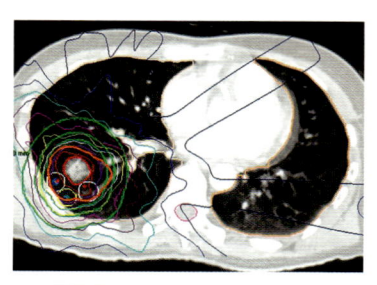
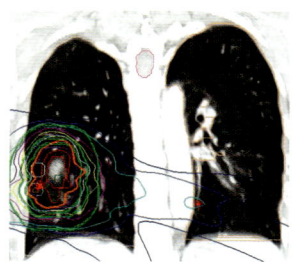
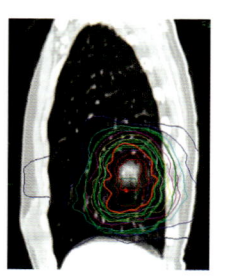

図3
CT治療計画図。赤い線で囲まれた部分が右肺下葉の肺腺がんを示す

COLUMN 2

胸腺がんのサイバーナイフ治療についての英語論文

　今回は、比較的まれな"胸腺がんと胸腺腫のサイバーナイフ治療"について１つの章を設けましたが、有効な治療法が未だに確立されていないときは、ある治療を行い、それまでの治験にはない新しい点があれば要約して"論文"を作成し、学会などに提出し評価を受ける方法がよく行われています。その報告が評価されると、以下のように印刷されたりインターネットで配信されたりします。

　これらを参考にして、世界中の施設は現場の治療を見直したり考えたりしている訳です。私どもも、サイバーナイフの治療にご協力いただいている医師の方々に、治療の経験を以下のように論文のかたちでまとめていただき提出しています。以下に示したものは、私の治療に大きな貢献とご協力をいただいている内科医が作成した論文ですが、３つ目が"胸腺がんのサイバーナイフ治療"のものです。

　論文の最初の要約を和訳で付けますので、興味を持たれた方はご参照ください。もちろん、インターネットで全文を参照できます。

　3．サイバーナイフの定位放射線治療を実施した胸腺がん　Cureus 2017年２月 26；9⑵
　　要約；進行した胸腺がんに対する標準的な治療は未だに確立されていません。多くの例では進行した状態まで症状はみせません。放射線治療は通常、外科手術や化学療法とともに進行したがんの治療に用いられますが、生存率は30〜50％です。私たちは、10例の進行した胸腺がんに対してサイバーナイフによる少数回分割定位放射線治療を実施しました。すべての例は治療後２ヵ月で増大はなく縮小傾向を示し、放射線治療の副作用をほとんどみせませんでした。それぞれの治療は７〜12日間で遂行され、入院を要しませんでした。サイバーナイフは末期のがんの患者さんにも有益な効果を認めました。

1. **CyberKnife Stereotactic Radiosurgery for Primary and Metastatic Cancer in the Cervix.**
   Harada Y, Miyazaki S.
   Cureus. 2017 Dec 29;9(12):e2002. doi: 10.7759/cureus.2002.

2. **CyberKnife Stereotactic Radiosurgery for Cholangiocarcinoma.**
   Harada Y, Miyazaki S.
   Intern Med. 2018 May 15;57(10):1411-1414. doi: 10.2169/internalmedicine.9572-17.

3. **Thymic Carcinoma Treated by CyberKnife Stereotactic Body Radiotherapy.**
   Harada Y, Miyazaki S.
   Cureus. 2017 Feb 26;9(2):e1056. doi: 10.7759/cureus.1056.

4. **Adrenocortical Carcinoma Treated by CyberKnife.**
   Harada Y, Miyazaki S.
   Intern Med. 2016;55(15):2031-4. doi: 10.2169/internalmedicine.55.6335.

2 転移性肺がんの治療

〈原発性肺がんと転移性肺がん〉

　肺にできるがんには、「原発性肺がん」と「転移性肺がん」があります。

　原発性肺がんは、前項で解説したように、肺から発生したがんで、元々の肺の組織が何らかの原因でがん化した結果できたがんです。普通、肺がんといえばこの原発性肺がんを指しています。

　一方、転移性肺がんも肺にできるがんですが、肝がんや大腸がん、乳がんのように、肺ではない他の部位に発生したがんが遠隔転移を来して、肺内で増大したがんを指しています。

　他の臓器に発生したがん、すなわちがん細胞が、血液の流れにのって全身をめぐって肺に辿り着き、肺に住み着いて増殖した結果、転移性肺がんとなります。したがって、転移性肺がんの存在は、がんが全身に広がった状態の一つの部分の現象であるということになります。

　また、転移性肺がんは、肝臓や大腸、乳がんなど、元々のがんの発生部位（原発がん）によってその性格が異なります。肺に存在するがんではあっても、元々の発生部位（原発がん）の性格をそのまま引き継いでもっています。

　ですから、全身の抗がん剤の化学療法が行われる場合には、それぞれの原発がんに効果が期待できるとされている薬の組み合わせが実施されることになります。

〈転移性肺がんとサイバーナイフ治療〉

　私たちは、原発のがんの診断や治療をすでに実施している診療科からの情報を得て、転移性肺がんという局所の病変にサイバーナイフを用いて、正確にその局所だけの定位放射線治療を実施しています。

　そのため、目前の治療標的の転移性肺がんが、本当に肺だけに存在しているのか、また、１つだけなのか、３～４ヵ所に存在しているのか、他の全身の臓器のがんの状態はどうなっているのかについて確認する必要があります。

　そこで、ほとんどの例で治療を開始する前に、全身のPETCTで再評価し確認することも、日常的によく実施しています。

　また、原発がんの治療を継続している診療科（肝臓内科、腎臓内科、乳腺外科、頭頸部外科、胸部外科、呼吸器内科、婦人科、消化器内科、消化器外科）との情報のやり取りや、継続する治療の流れを確認していくことも、極めて重要な手続きになります。

　転移性肺がんへのサイバーナイフによる定位放射線治療は、先ほども述べたように、がんが全身に広がった状態の、一つの部分の現象である転移性肺がんという局所だけを標的に、丁寧に治療する手段です。

　ですから、がん全体への治療効果を考えた場合、原発がんの治療が継続しているどの時期なら最も有効で、治療効果に貢献することになるのかを、治療経験に照らし合わせて充分に考慮しながら実施していくことになります。

　では以下に、いくつかの治療例をPETCT画像などを提示しながら、みていくことにします。

● 転移性肺がんとは

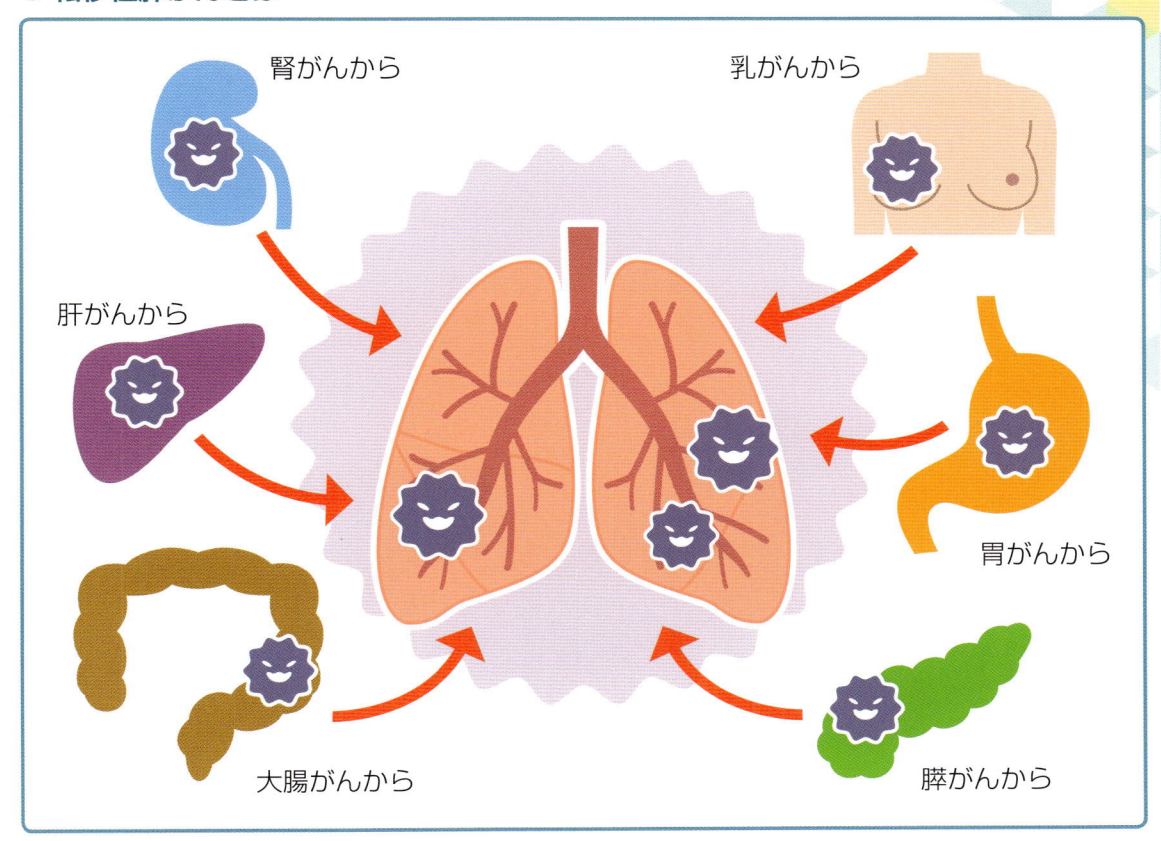

● がんの遠隔転移のプロセス

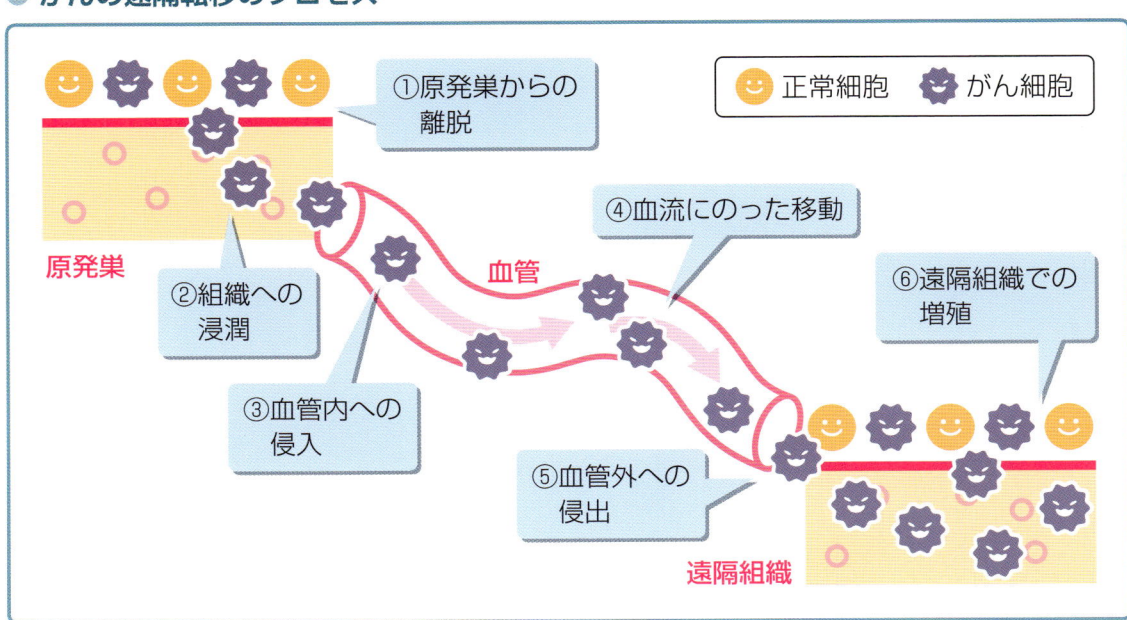

❶ 肝細胞がん、転移性肺がん……………………………………70代男性

症状 ▶ 5年前に肝がんが発見され、地元の病院で肝左葉切除の手術が実施されました。手術3年後に、採血検査で腫瘍マーカーの再上昇を指摘され、肝がん治療の専門医の元へ転院されました。4年後、肺転移の疑いとともに、肝臓の2ヵ所に新たな肝がんが確認され、内服薬の治療が開始されました。

ほどなく短期入院で肝細胞がんのラジオ波の治療が実施され、その後、腫瘍マーカーが急上昇をみせて、CTで肺転移の増大が確認されたため、肝がん専門医より紹介されてサイバーナイフ治療のため来院されました。

治療経過 ▶ PETCT（図1）で評価し、CT治療計画（図3）を作成して、転移性肺がんについて7日間7分割で治療を実施しました。腫瘍体積は11ccでした。

治療後 ▶ 治療後は、引き続き紹介医とともに経過観察が実施されました。治療1年1ヵ月後のPETCT（図2）では、腫瘍は縮小消退をみせていることが確認されました。　●

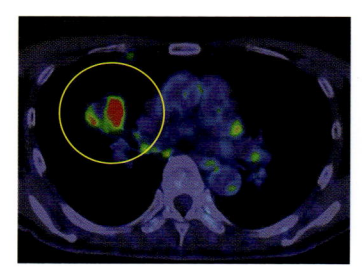
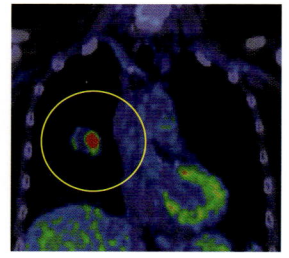

図1
治療前のPETCT。左上葉に転移性肺がんがみられる

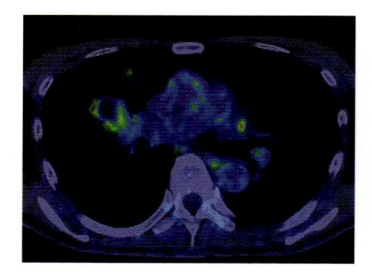
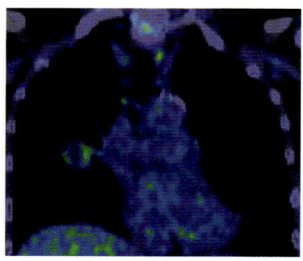

図2
治療1年1ヵ月後のPETCT。左上葉の転移性肺がんは縮小消退傾向をみせている

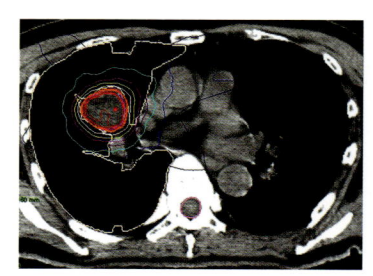
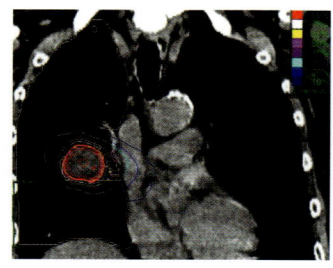
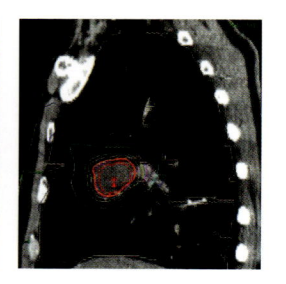

図3
CT治療計画図。赤い線で囲まれた部分が肝細胞がんの肺転移を示す

❷ 腎がん、転移性肺がん……………………………………………70代男性

症状 9年前に右腎がんと診断され、右腎臓摘出術が実施されています。術後ほどなくして肺転移を指摘されて、インターフェロン治療が開始されました。他の化学療法も繰り返し勧められていましたが、本人はなかなかこれを受け入れることができませんでした。

一時、ネクサバールの投与が実施されましたが、肝機能障害のためすぐに中断となりました。本人と家人と相談のうえ、肺転移についてサイバーナイフ治療の相談に紹介状を持って4年前に来院されました。

治療経過 PETCT（図1）で再評価をして、CT治療計画（図3）を作成し、治療は10日間10分割で、自宅からの通院で実施されました。腫瘍体積は120ccでした。

治療後 治療後は、紹介の病院と定期的に追跡し、経過観察を実施しました。治療1年8ヵ月後のPETCT（図2）では、転移性肺がんは縮小消退を示していることが確認されました。

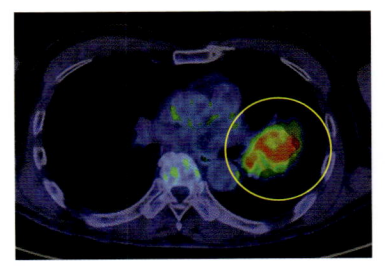
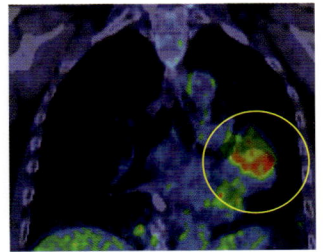

図1
治療前のPETCT。左肺門部に大きな転移性肺がんがみられる

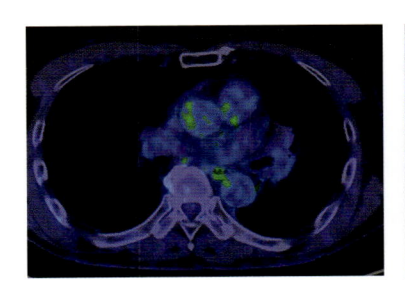
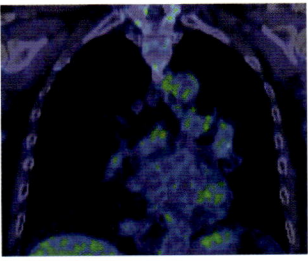

図2
治療1年8ヵ月後のPETCT。左肺門部の転移性肺がんは縮小消退傾向を示した

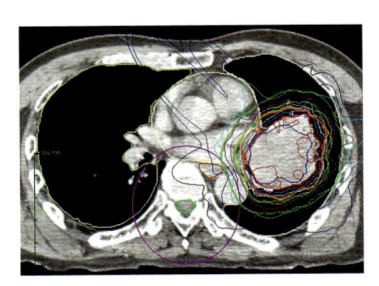
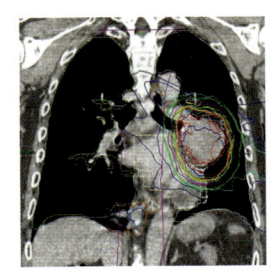
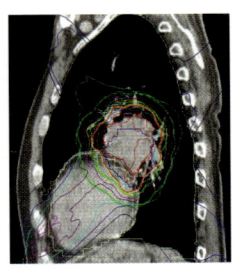

図3
CT治療計画図。赤い線で囲まれた部分が腎がんの左肺門部転移性肺がんを示す

❸ 胆のうがん、転移性肺がん‥‥‥‥‥‥‥‥‥‥‥‥‥‥‥‥‥‥‥‥‥‥‥70代男性

症状 ≫ 7年前に胆のうがんと診断され、大学病院の消化器外科で、胆のうがん切除門脈切除再建の手術が実施されました。その後、内服薬の化学療法が実施されていましたが、3年後に同院で転移性肺がんについて、内視鏡による摘出手術が行われました。

2年前に胆管がんの気管分岐部へのがん転移について、紹介状を持って治療の相談に来院されました。

治療経過 ≫ PETCT（図1）で再評価し、CT治療計画（図3）を作成して、治療は8日間8分割で実施されました。腫瘍体積は14ccでした。

治療後 ≫ 治療後、再び大学病院へ戻りましたが、1年1ヵ月後のPETCT（図2）で、気管分岐部の転移性肺がんは、縮小消退を示していることが確認されました。

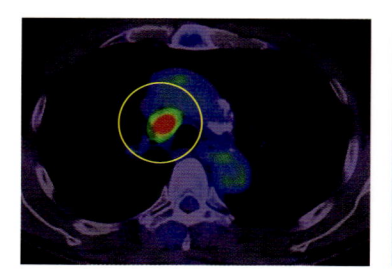
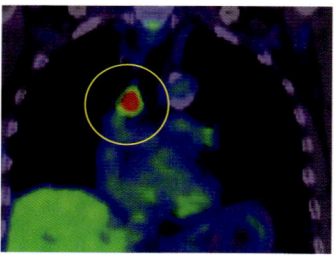

図1

治療前のPETCT。気管分岐部に胆のうがんの転移性肺がんがみられる

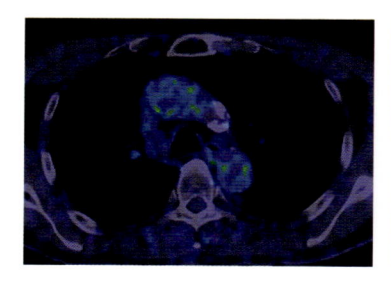
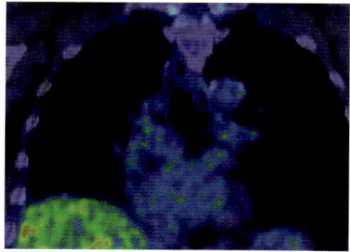

図2

治療1年1ヵ月後のPETCT。気管分岐部の転移性肺がんは縮小消退を示している

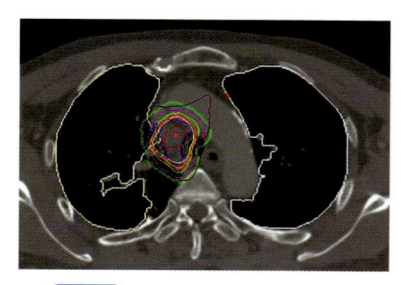
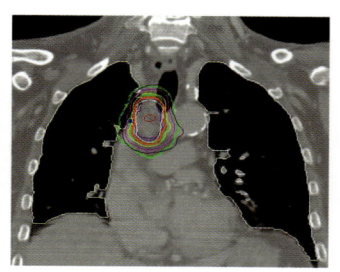
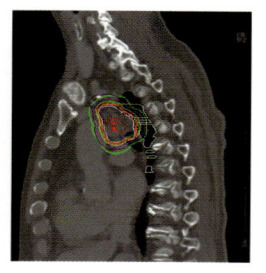

図3

CT治療計画図。赤い線で囲まれた部分が転移性肺がんを示す

❹ 外耳道がん、転移性肺がん…………………………………………60代女性

症状 ≫50代半ばのときに右外耳道がんと診断され、地元の総合病院より紹介されて、手術治療に代えて重粒子線による治療を受けました。このとき、がんの組織診断は腺様嚢胞がんでした。

　その後の経過観察で、右肺上葉に肺転移が疑われて、6年前に紹介状を持ってサイバーナイフ治療の相談に来院されました。

治療経過 ≫PETCT（図1）で再評価して、CT治療計画（図3）を作成して、治療は7日間7分割で実施されました。腫瘍体積は1.1ccでした。

治療後 ≫治療後は経過観察が続けられ、4年1ヵ月後のPETCT（図2）では、治療を実施した転移性肺がんは縮小消退していることが確認されました。

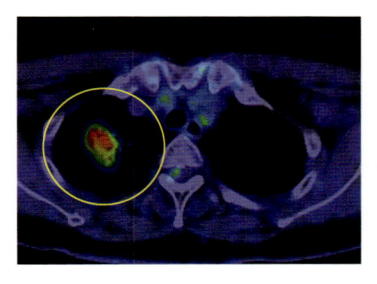
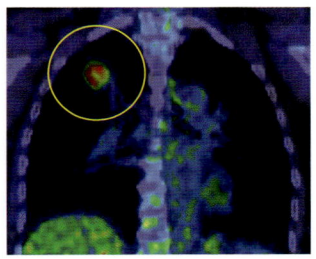

図1
治療前のPETCT。右肺上葉に転移性肺がんがみられる

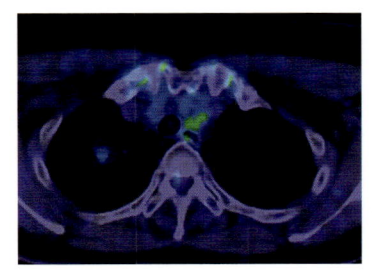
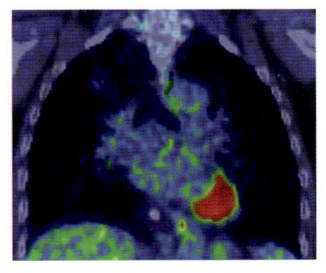

図2
治療4年1ヵ月後のPETCT。転移性肺がんは縮小消退を示している

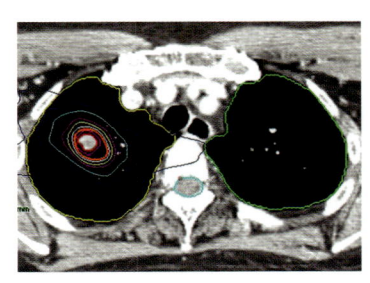
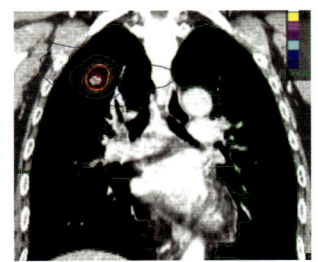
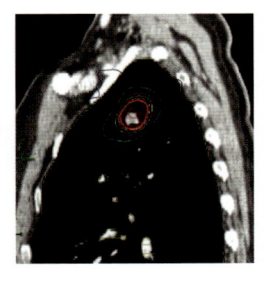

図3
CT治療計画図。赤い線で囲まれた部分が右肺上葉の転移性肺がんを示す

❺ 子宮頸がん、転移性肺がん……………………………………………50代女性

症状 ≫ ３年前に３ヵ月間ほど性器出血と腹痛が続いたため、近くの医院を受診しました。出血がさらに増加し、総合病院へ入院しました。診断は子宮頸がんⅢＢ期で、がんセンターに紹介されました。約２ヵ月間、放射線治療と化学療法が同時に行われ、子宮頸部の小線源放射線治療が４回追加されました。

その後は元の総合病院で経過観察となりました。２年前、腫瘍マーカーＣＡ19-９が上昇し、肺転移が確認されたので、化学療法が約６ヵ月続けられましたが、肺転移は制御されずに増大したため、本人の希望でサイバーナイフ治療の相談に来院されました。

治療経過 ≫ PETCT（図１）で右肺下葉の肺転移を確認し、CT治療計画（図３）を作成しました。治療は５日間５分割で実施されました。腫瘍体積は29.3ccでした。

治療後 ≫ ２年２ヵ月後のPETCT（図２）では、肺転移は縮小消退していることが確認されました。

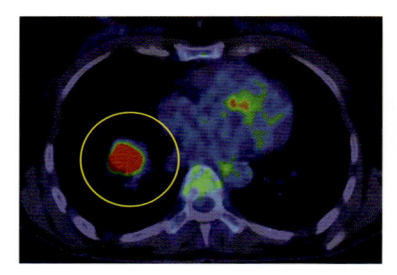
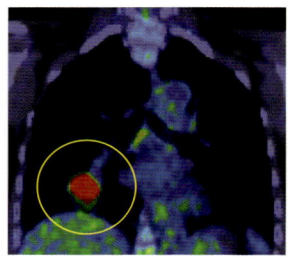

図１

治療前のPETCT。赤い部分が大きな右肺下葉の転移性肺がんを示す

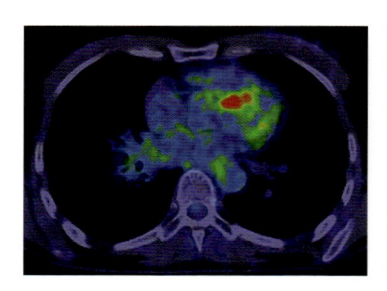
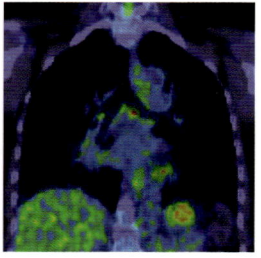

図２

治療２年２ヵ月後のPETCT。治療を実施した右肺下葉の大きな肺転移は縮小消退を示している

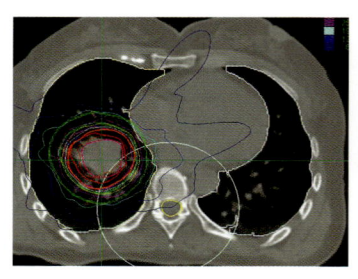
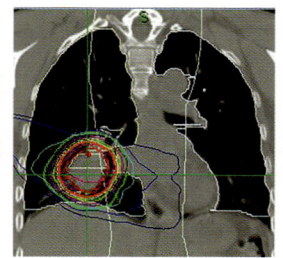
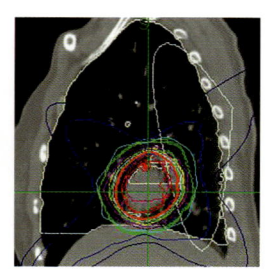

図３

CT治療計画図。赤い線で囲まれた部分が右肺下葉肺転移を示す

❻ 乳がん、転移性肺がん ……………………………………………………40代女性

症状 ▶ 7年前、右乳がんで右乳房切除術が行われ、ホルモン療法が続けられてきました。4年後に今度は左乳がんが見つかり、左乳房切除術と左右の乳房形成術が行われました。手術後は化学療法が継続されました。最初の手術の5年後、左肺門部に腫瘍が指摘され、翌年には同腫瘍が増大しているので、大学病院の呼吸器内科で生検が実施されましたが、組織の確定診断には至りませんでした。状況から乳がんの肺転移が最も考えやすいとの結論になり、紹介状を持って2年前にサイバーナイフ治療の相談に来院されました。

治療経過 ▶ PETCT（図1）で左気管分岐部の腫瘍を確認し、CT治療計画（図3）を作成し、7日間7分割でサイバーナイフの治療が実施されました。腫瘍体積は14ccでした。

治療後 ▶ 治療後は、大学病院に戻りましたが、1年5ヵ月後のPETCT（図2）では、治療した腫瘍は縮小消退を示していることが確認されました。

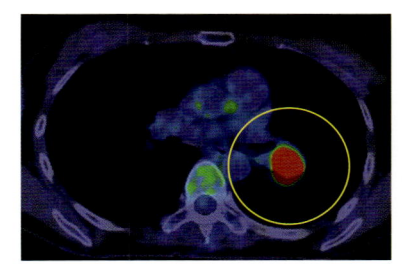
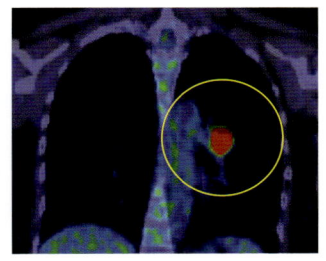

図1
治療前のPETCT。左肺門部に肺転移がみられる

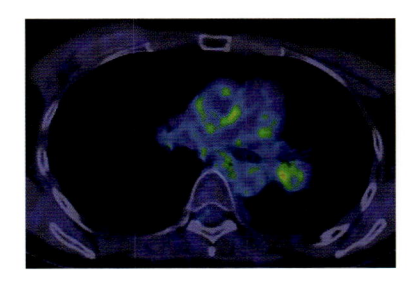
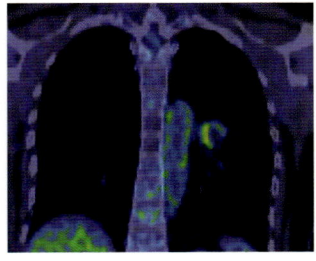

図2
治療1年5ヵ月後のPETCT。肺転移は縮小消退傾向を示している

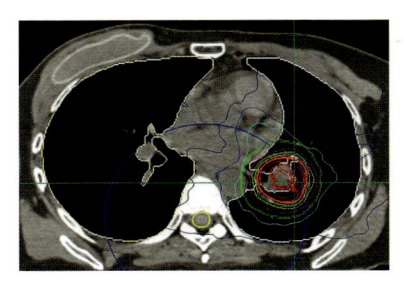
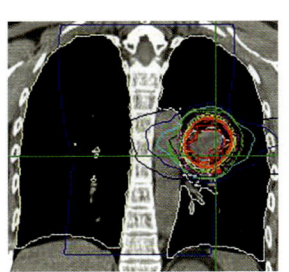
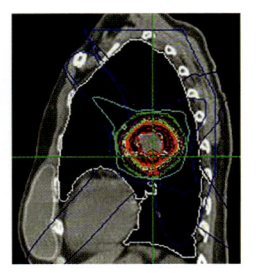

図3
CT治療計画図。赤い線で囲まれた部分が転移性肺がんを示す

❼ 口蓋がん（腺様嚢胞がん）、転移性肺がん ……………………………… 70代女性

症状 12年前、硬口蓋が腫れてがん専門病院を受診し、紹介された大学病院で上顎洞の全摘出手術を受けました。その1年後、頭蓋底に再発し、さらに拡大手術が追加されました。

9年前には鼻中隔に再発し、当院にて、3日間3分割でサイバーナイフの治療が実施されました。2年前、転移性肺がんが発見されて、今度は緩和医療を勧められました。しかし、本人と家人は治療を求めて肺転移についていろいろと相談をした後、紹介されて再びサイバーナイフの治療に来院されました。

治療経過 PETCT（図1）で左下肺の転移性腫瘍を確認し、CT治療計画（図3）を作成し、治療は8日間8分割で実施されました。

治療後 治療7ヵ月後のPETCT（図2）で、腫瘍は縮小消退していることが確認されました。

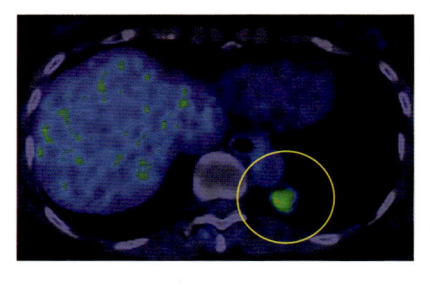
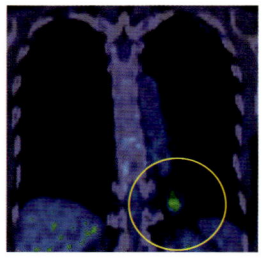

図1
治療前のPETCT。左下肺に転移性肺がんがみられる

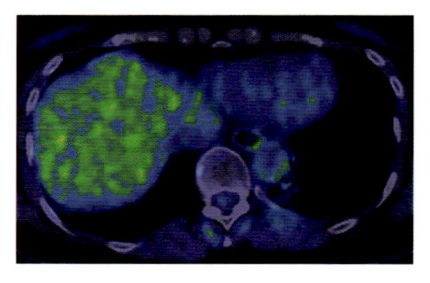
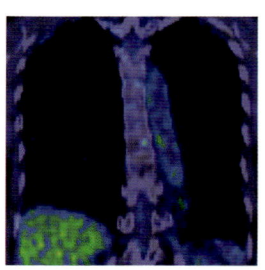

図2
治療7ヵ月後のPETCT。左下肺の肺転移は縮小消退を示した

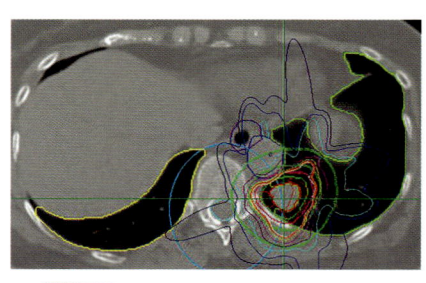
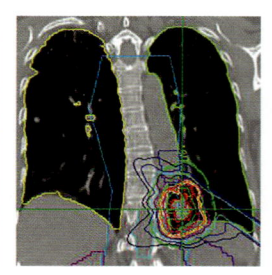
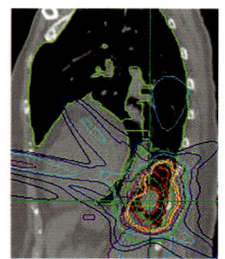

図3
CT治療計画図。赤い線で囲まれた部分が肺転移を示す

❽ 肺カルチノイド、転移性肺がん ……………………………………50代男性

症状 18年前に、総合病院で肺カルチノイドとの診断で、肺がんの摘出手術が行われました。術後7年には肝転移、胸膜播種を指摘されて化学療法が始まりました。同じ時期に視力低下がみられ、脳下垂体転移の診断で経鼻的手術摘出が行われ、さらにガンマナイフ治療が追加されました。

最初の手術治療から12年を経過し、縦隔部にみられる大きな肺転移について、治療のために紹介されて来院されました。

治療経過 PETCT（図1）で再評価して、CT治療計画（図3）を作成して、治療は12日間12分割で実施されました。腫瘍体積は34ccでした。

治療後 治療後は経過観察を続けて、2年後のPETCT（図2）で、治療を実施した転移性肺がんは、縮小消退していることが確認されました。

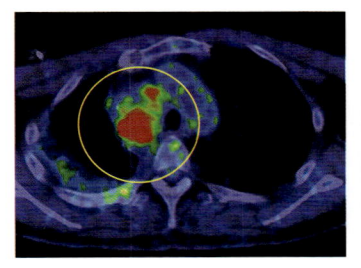
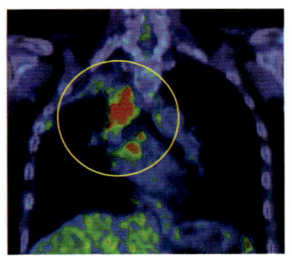

図1
治療前のPETCT。縦隔に大きな肺カルチイドの転移性肺がんがみられる

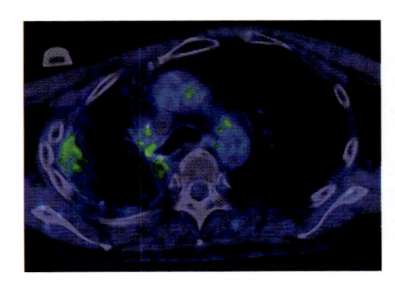
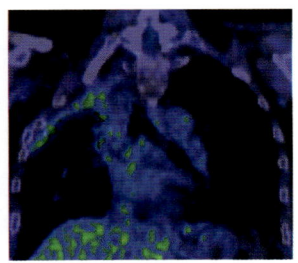

図2
治療2年後のPETCT。肺カルチノイドの転移性肺がんは縮小消退を示している

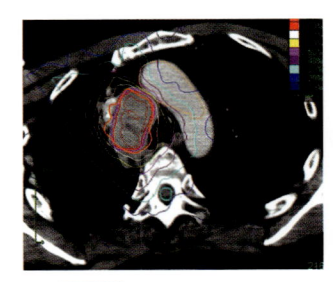
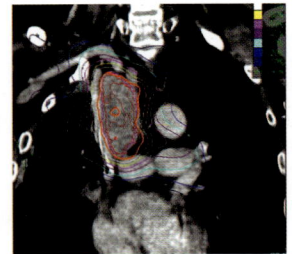
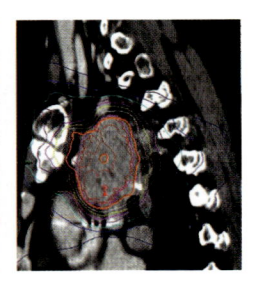

図3
CT治療計画図。赤い線で囲まれた部分が肺カルチノイドの転移性肺がんを示す

❾ 胸腺カルチノイド、転移性肺がん……………………………………70代女性

症状 10年前に胸腺カルチノイドと診断され、総合病院で腫瘍切除と左肺上葉切除の手術を受けました。5年後に再発しましたが、積極的な治療を望まないため経過をみていました。2年前に、広範囲の胸椎転移による脊髄圧迫のため下半身麻痺を来し、脊椎後方除圧手術を受けました。その後も緩和的な化学療法が行われていましたが、知人を介してサイバーナイフ治療の相談に来院されました。

治療経過 PETCT（図1）では、右肺門部に大きな転移性腫瘍を認めました。CT治療計画（図4）を作成し、治療は7日間7分割で実施されました。腫瘍体積は47ccでした。胸椎転移や腰椎転移などの骨転移にも、サイバーナイフ治療が実施されました。

治療後 治療7ヵ月後、主治医よりCT画像（図3）が送付され、疼痛が緩和されて大変に元気になり、腫瘍も治療前（図2）に比べて著しく縮小退縮をみせていることが確認されました。

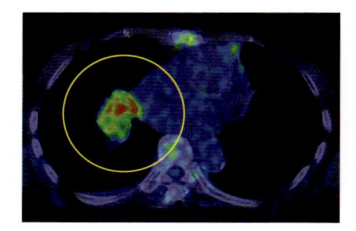
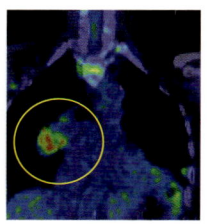

図1
治療前のPETCT。右肺門部に大きな転移性腫瘍がみられる

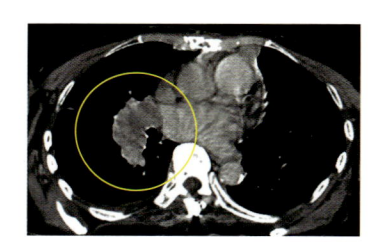

図2
治療前のCT。右肺門部に大きな転移性腫瘍がみられる

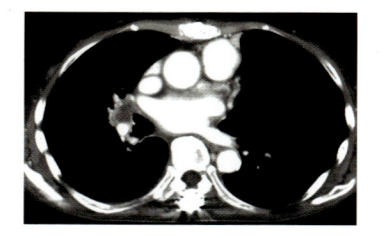

図3
治療7ヵ月後のCT。右肺門部の転移性腫瘍は著しく縮小退縮を示している

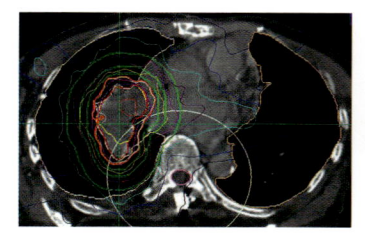
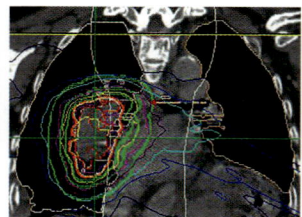
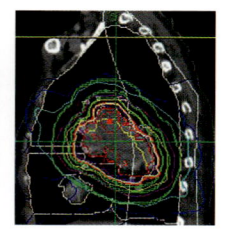

図4
CT治療計画図。赤い線で囲まれた部分が肺門部の転移性腫瘍を示す

❿ 中咽頭がん、転移性肺がん………………………………………60代男性

症状 6年前、中咽頭がんに対して大学病院の頭頸部外科で、抗がん剤の選択的動脈注射を併用しながら、30回の分割放射線治療が実施されて、原発腫瘍は消失しました。2年後には、頸部リンパ節転移が再発し、頸部リンパ節郭清手術が行われました。さらに、その翌年には右肺転移が出現し、これは呼吸器外科で手術摘出が実施されました。

今回、左肺上葉に肺転移が再発し、今回は手術に代えてサイバーナイフの治療を求めて、紹介状を持って来院されました。

治療経過 PETCT（図1）で転移性肺がんを確認し、CT治療計画（図3）を作成して、治療は、通院6日間6分割で実施されました。腫瘍体積は2.2ccでした。

治療後 治療4ヵ月後には、PETCT（図2）で、腫瘍が縮小消退したことが確認されました。

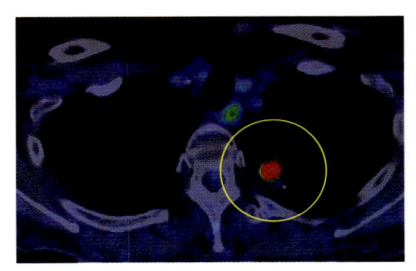
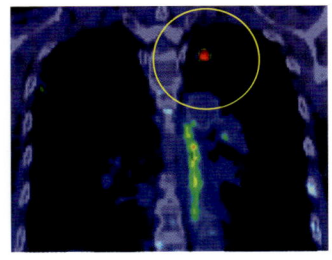

図1
治療前のPETCT。左肺上葉に転移性肺がんがみられる

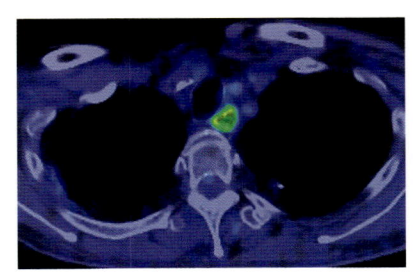
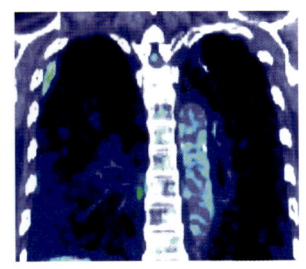

図2
治療4ヵ月後のPETCT。左肺上葉の転移性肺がんは縮小消退を示した

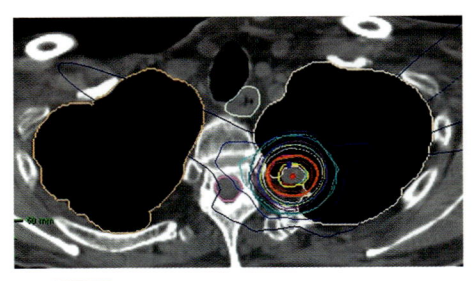
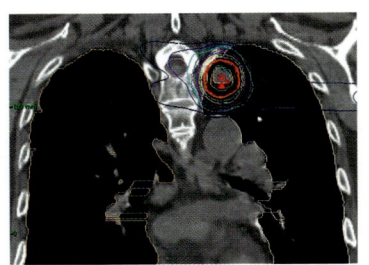
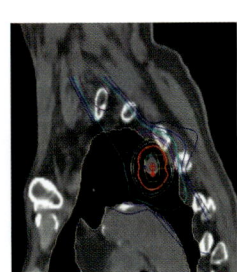

図3
CT治療計画図。赤い線で囲まれた部分が転移性肺がんを示す

⑪ 直腸がん、転移性肺がん ……………………………50代女性

症状 6年前に、近くの総合病院で直腸がんの診断で摘出手術が実施されました。その後、多発する肺転移に、いくつかの化学療法が変更されながら約5年間、繰り返し実施されました。症状緩和のための化学療法が万策尽き、次第に転移性肺がんの増大に伴う咳、痰などの症状が目立つようになり、サイバーナイフ治療の相談に来院されました。

治療経過 PETCT（図1）で再評価してCT治療計画（図4）を作成し、左肺上葉の転移性肺がんについて10日間10分割で治療が実施されました。腫瘍体積は59ccでした。

治療後 治療後は、紹介の病院とともに経過観察を続けました。治療後2ヵ月に、治療した肺転移周辺部に明らかな肺臓炎を併発して、ステロイドの内服を要する時期がしばらく続きました。5ヵ月を過ぎると収束に向かい、治療9ヵ月後のCT（図3）では、治療した左肺上葉の転移性肺がん（図2）は縮小消退をみせていることが確認されました。●

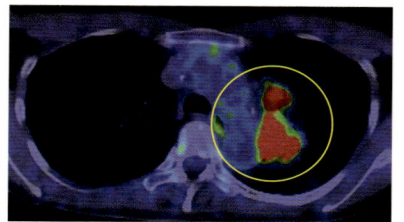
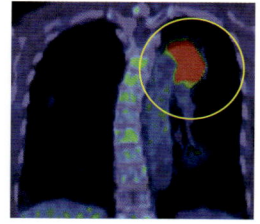

図1
治療前のPETCT。左肺上葉に大きな転移性肺がんがみられる

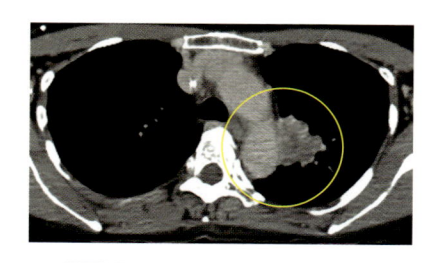

図2
治療前のCT。左肺上葉に大きな転移性肺がんがみられる

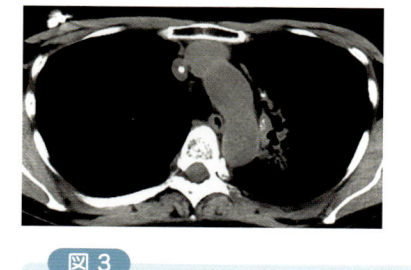

図3
治療9ヵ月後のCT。治療を実施した左肺上葉の転移性肺がんは縮小消退をみせている

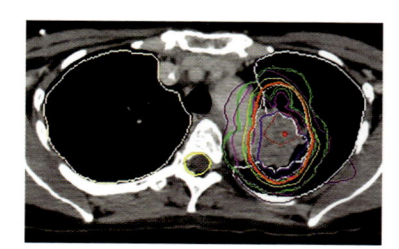
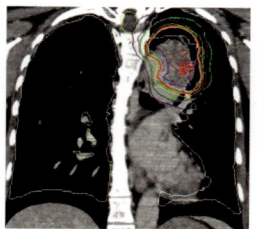

図4
CT治療計画図。赤い線で囲まれた部分が転移性肺がんを示す

⑫ 卵巣がん、横隔膜転移 ……………………………………………………60代女性

症状 ≫ 7年前、下腹部痛を訴えて総合病院を受診し試験開腹の結果、腹腔内には多数の腹膜播種を認めて、左卵巣がん原発が疑われました。病理診断で漿液性腺がんと確定したので、3ヵ月間化学療法を実施した後、再度、子宮、卵巣、骨盤内、腹腔内の広汎な郭清手術が実施されました。

その後、さらに化学療法が6ヵ月間実施されました。翌年春、腫瘍マーカーCA19- 9が上昇をみせたため、PETCT（図1）を撮影すると、横隔膜転移を示唆する所見がみられ、再び化学療法の実施を勧められました。しかし、本人がサイバーナイフの局所治療を希望し、紹介状を持って来院されました。

治療経過 ≫ 前医でのPETCTからCT治療計画（図3）を作成し、治療は5日間5分割で実施されました。腫瘍体積は2.1ccでした。

治療後 ≫ 治療後は前医の婦人科に戻り、3ヵ月後のPETCT（図2）で、横隔膜転移は縮小消失していることが確認されました。●

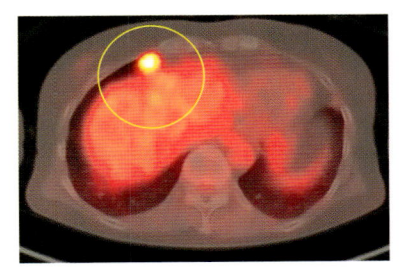
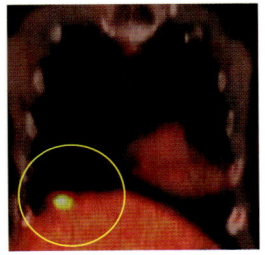

図1
治療前のPETCT。肝臓の上に卵巣がんの横隔膜転移がみられる

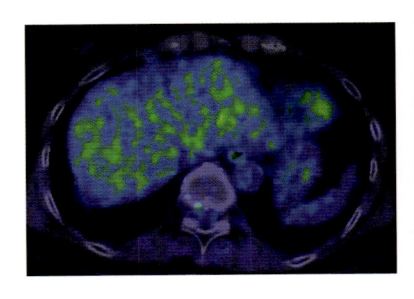
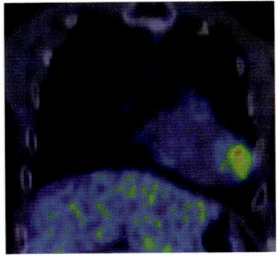

図2
治療3ヵ月後のPETCT。横隔膜転移は縮小消退を示した

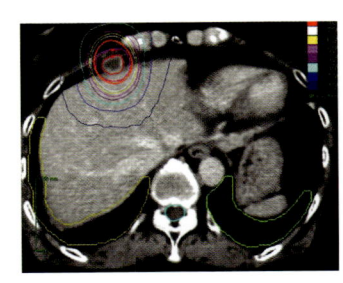
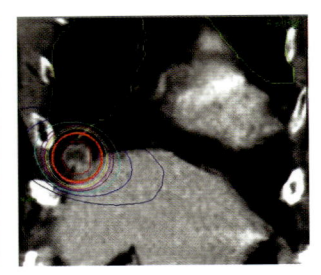
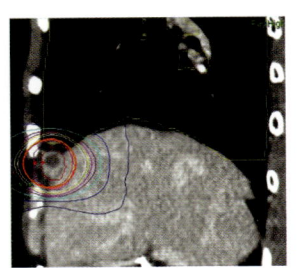

図3
CT治療計画図。赤い線で囲まれた部分が卵巣がんの横隔膜転移を示す

3 / 胸部骨転移の治療

＜骨への転移＞

原発のがんが進行して大きくなってくると、がん細胞が血管に入り込み、血流に乗って全身をめぐることになります。そして、骨に辿り着いて増殖すると、骨転移と呼ばれるようになります。

骨は、肺や肝臓と並んでがん細胞が転移を来しやすい臓器の一つです。骨転移がおこると、その部位に疼痛（痛み）がおこるようになったり、その部位が脆弱になり、骨折をおこす原因になることもあります。

また、骨転移の中でも転移の頻度が高いとされているのが、脊椎（頸椎、胸椎、腰椎、仙椎）です。ここに転移がおこると、疼痛だけではなく、脊椎の真中を脳から連続して走っている中枢神経の脊髄や、脊髄から出てくる脊髄神経への圧迫症状として、激しい痛みや四肢麻痺がおこる危険があります。この場合は、日常の生活活動（ADL）に、高度の障害がおこることが想定されます。

〈骨転移とサイバーナイフ治療〉

このような骨転移に対する治療としては、患者さんに不必要な侵襲を強いることなく、症状を改善し、生活の質を維持するための最適な治療を提供することが望ましいでしょう。

侵襲とは、生体の内部環境の恒常性を乱す可能性がある刺激全般をいいます。たとえば、投薬や注射、手術などの医療行為、外傷や骨折、感染症などが含まれます。

私たちが実施してきた、その病変だけを正確に、短期間に分割して放射線治療を遂行するサイバーナイフによる定位放射線治療は、その有効な手立ての一つと考えられます。

胸部の骨転移に対する治療例として比較的多いのは、①胸骨転移、②胸椎転移、③肋骨転移、④肩甲骨転移、⑤鎖骨転移などです。

これらの症例を通して、有効性や安全性、非侵襲であることを実際に経験してきております。

また、手術による治療や、化学療法による治療、内服薬による疼痛の治療とを組み合わせて、柔軟にこのサイバーナイフ治療を適応させていくことを考慮しながら実施するよう、常に心がけています。

では、以下に、それぞれの治療例をPETCTなどの画像を提示しながら、みていくことにします。 ●

● 胸部の骨の構造

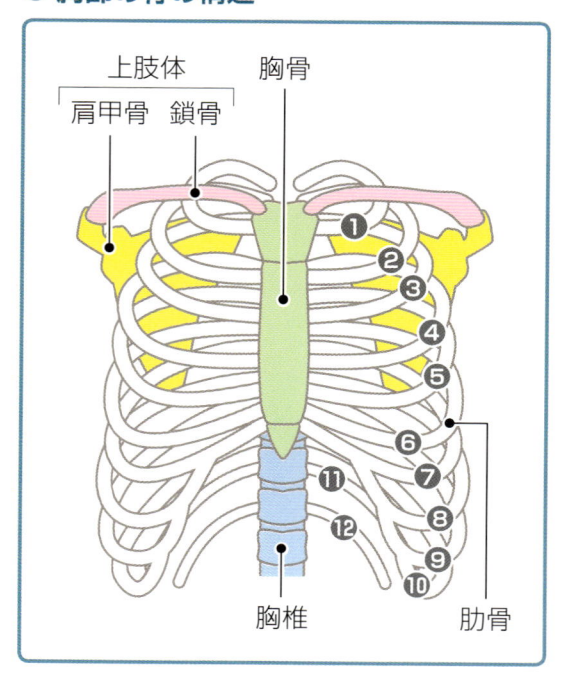

● 脊椎の仕組み（側面）

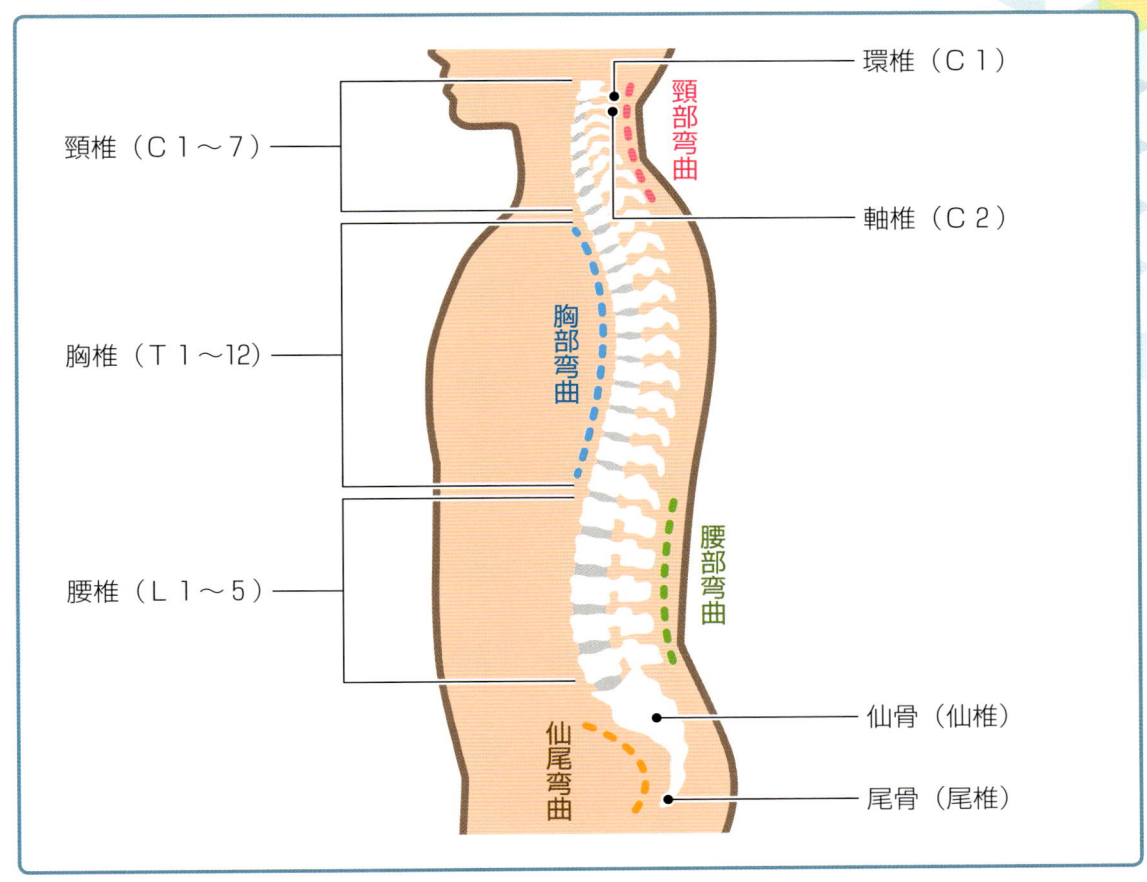

- 頸椎（C 1～7）
- 環椎（C 1）
- 頸部弯曲
- 軸椎（C 2）
- 胸椎（T 1～12）
- 胸部弯曲
- 腰椎（L 1～5）
- 腰部弯曲
- 仙尾弯曲
- 仙骨（仙椎）
- 尾骨（尾椎）

● 中枢神経と脊髄神経

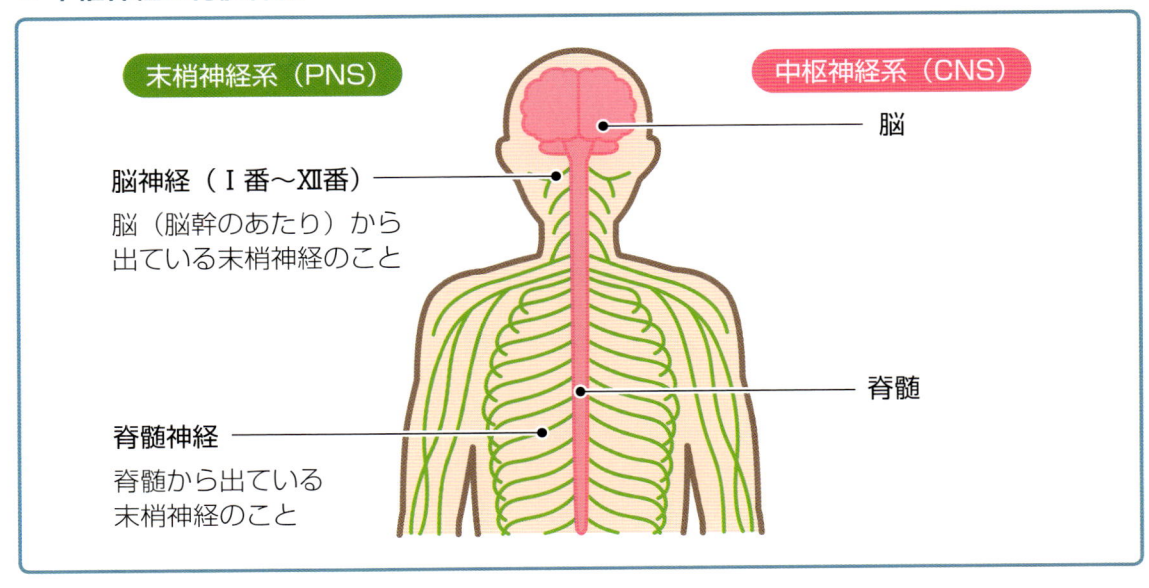

- 末梢神経系（PNS）
- 中枢神経系（CNS）
- 脳神経（I 番～XII番）
  脳（脳幹のあたり）から
  出ている末梢神経のこと
- 脳
- 脊髄
- 脊髄神経
  脊髄から出ている
  末梢神経のこと

① 乳がん、胸骨転移、胸骨傍リンパ節転移‥‥‥‥‥‥‥‥‥‥‥‥‥‥‥‥60代女性

症状 15年前に右乳がんの手術治療を大学病院で受けましたが、ほどなく通院しなくなりました。その後、2年前の11月頃より、胸部中央に隆起してくる腫瘤を自覚し、年明け2月に久しぶりに同大学病院を受診しました。

胸骨部に硬い隆起腫瘤があり、組織検査で15年前と同じ浸潤がんでホルモン陰性、HER2陰性ということでした。化学療法を開始し腫瘍マーカーは低下しましたが、腫瘍自体は増大傾向を示しました。その後、本人の希望により、紹介状を持って来院されました。

治療経過 PETCT（図1）で評価し、巨大な胸骨部腫瘍について、12回分割でサイバーナイフの治療が実施されました（図3）。標的の腫瘍体積は約200ccでした。

治療後 治療後、大学病院へ戻り、5ヵ月後のPETCT（図2）で腫瘍の縮小を確認しました。

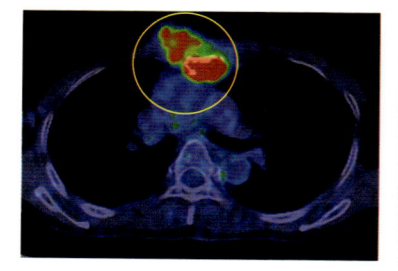
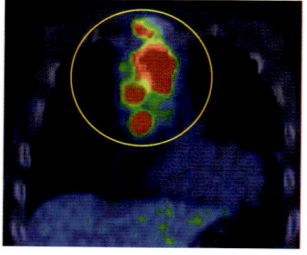

図1
治療前のPETCT。巨大な胸骨部の転移性腫瘍を認める

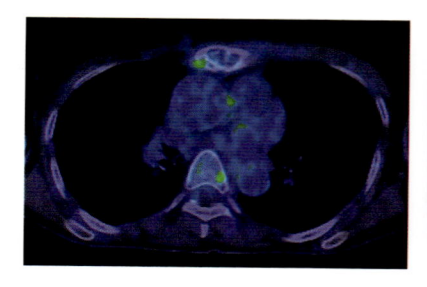
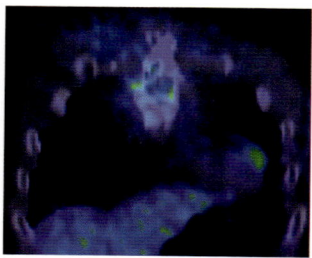

図2
治療5ヵ月後のPETCT。胸骨部の転移性腫瘍は縮小傾向を示した

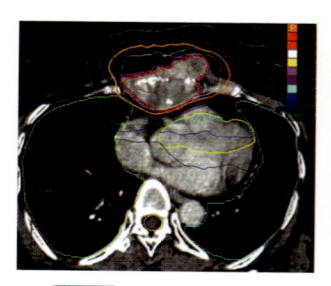
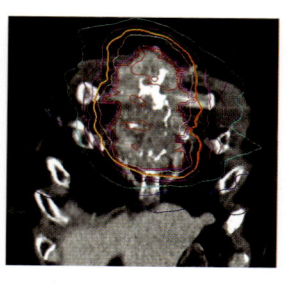
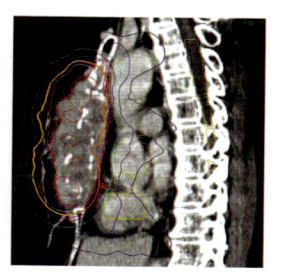

図3
CT治療計画図。胸骨部に隆起する200ccの骨転移に対しサイバーナイフ12回分割の治療を実施。赤い線で囲まれた部分が転移性腫瘍を示す

❷ 甲状腺濾胞がん、胸骨転移………………………………………70代男性

症状 10年前に甲状腺濾胞がんの腰椎転移、縦隔リンパ節転移を指摘され、甲状腺専門病院で甲状腺全摘手術を受け、その後、大学病院の整形外科で、腰椎転移の手術治療を受けました。引き続き甲状腺がんについて、アイソトープによる放射線治療などを受けつつ、経過観察をしていました。その後、紹介されて、がんの胸骨部への大きな転移と腰椎転移手術部の再発について、サイバーナイフ治療が可能かどうか、相談に来院されました。

治療経過 治療前のPETCT（図1）で、胸骨、腰椎に大きな転移腫瘍が確認されました。治療は胸骨部の転移に10回分割、腰椎転移は5回分割で実施されました（図3）。胸骨部の腫瘍体積は22.4ccでした。

治療後 その後は大学病院で治療、経過観察を続け、6年後、骨盤や縦隔に再発病変を指摘されて再来されました。PETCT（図2）で腫瘍治療をした胸骨転移と腰椎転移には、再発はみられないことが確認されました。●

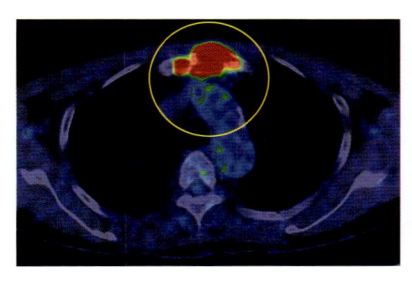
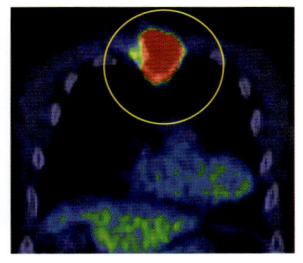

図1
治療前のPETCT。大きな胸骨転移がみられる

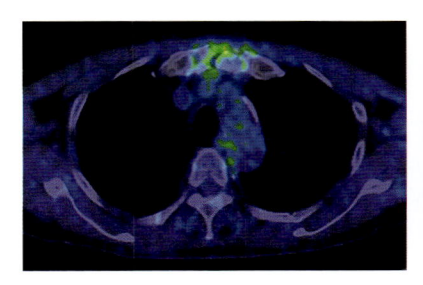
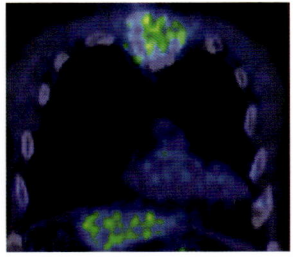

図2
治療6年後のPETCT。治療後の胸骨転移は縮小消退を示した

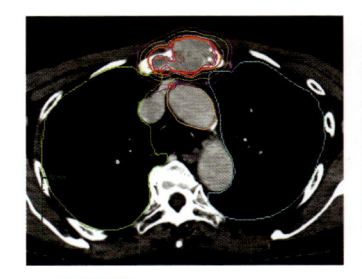
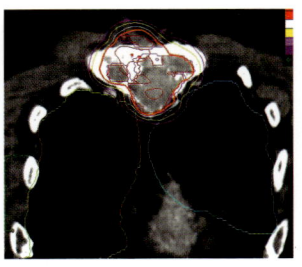
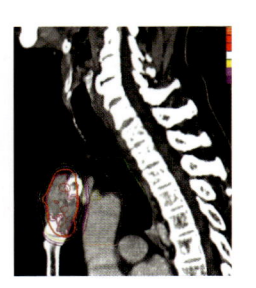

図3
CT治療計画図。赤い線で囲まれた部分が胸骨転移を示す

❸ 肝細胞がん、胸椎転移 ………………………………………………………20代男性

症状 ▶▶5年前に初発した肝細胞がんについて、総合病院で肝細胞がんの摘出手術が行われましたが、翌年に胸椎転移による下肢の麻痺が出現し、同院で緊急にて胸椎転移の摘出手術が行われました。術後は、さらに通常分割の放射線治療が10回追加されました。

麻痺は無事回復し、内服治療が続けられていました。しかし翌年になり、採血で腫瘍マーカーの上昇傾向がみられ、MR、CT検査で治療部位に腫瘍の残存再発が疑われまし

た。そこで紹介されてサイバーナイフの治療について相談に来院されました。

治療経過 ▶▶PETCT（図1）では、指摘されている胸椎転移部の残存腫瘍が示唆されました。CT治療計画（図3）を作成し、治療は7日間7分割で実施されました。

治療後 ▶▶治療後、3ヵ月後には腫瘍マーカーは正常に復し、治療後6ヵ月後のPETCT（図2）では、治療部位の腫瘍はほぼ縮小退縮したことが確認されました。　●

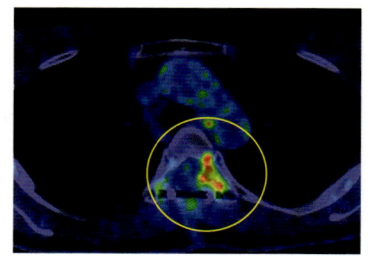
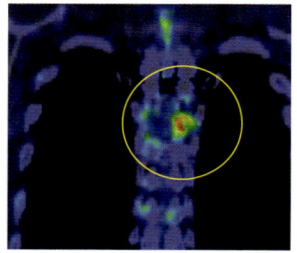

図1
治療前のPETCT。胸椎術後部位に転移性肝がんの残存がみられる

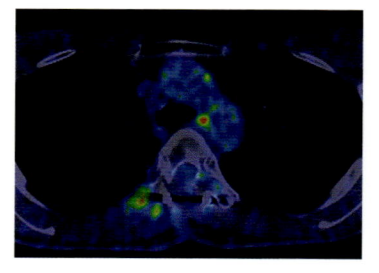
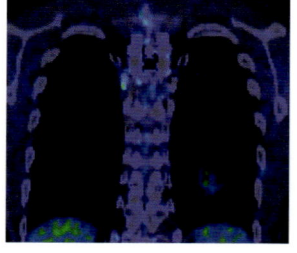

図2
治療6ヵ月後のPETCT。胸椎の転移性肝がんはほぼ縮小消退をみせた

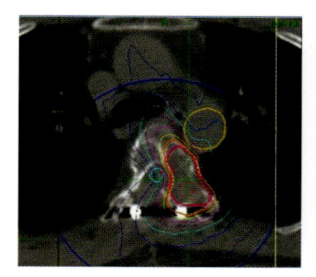
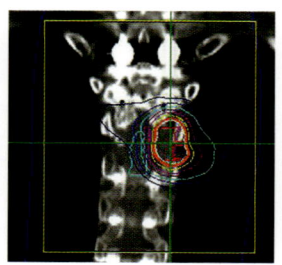
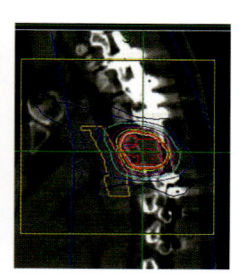

図3
CT治療計画図。赤い線で囲まれた部分が転移性肝がんを示す

❹ 甲状腺濾胞がん、肋骨転移、肩甲骨転移、胸椎転移 ………………40代男性

症状 以前より頸部腫瘤を自覚していましたが、感冒時の疼痛で受診したら甲状腺がんの診断に至り、大学病院で甲状腺濾胞がんの摘出を受けました。それに合併する多くの多発骨転移については、放射線ヨウ素の治療に代えて、サイバーナイフ治療を行うことになり、紹介されて来院されました。

治療経過 PETCT（図1、図3）で、肋骨転移、肩甲骨転移、胸椎転移を確認した後に、CT治療計画（図5）を作成して、2ヵ所の肋骨転移はそれぞれを5日間5分割、肩甲骨転移は4日間4分割、胸椎転移は3日間3分割でサイバーナイフの治療が実施されました。

治療後 治療後のPETCT（図2、図4）では、肋骨転移、肩甲骨転移、胸椎転移はともに縮小消退をみせていることが確認されました。

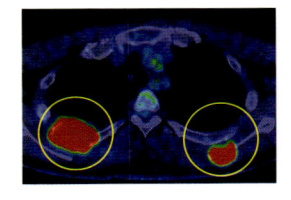 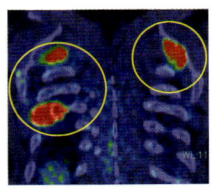

図1 治療前のPETCT。肋骨（右）と肩甲骨（左）に多発する骨転移がみられる

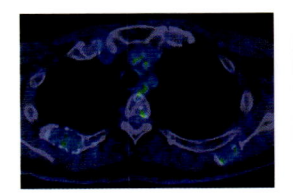 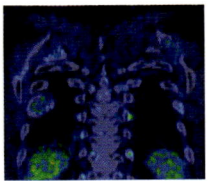

図2 治療2年後のPETCT。肋骨転移、肩甲骨転移は縮小消退を示している

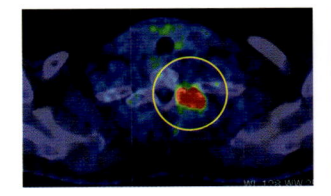 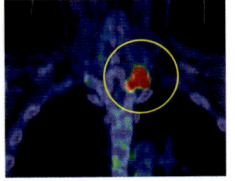

図3 治療前のPETCT。第一胸椎の転移がみられる

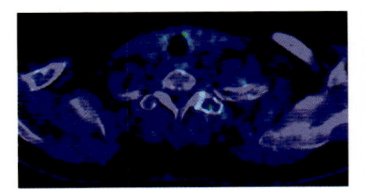 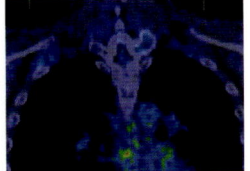

図4 治療2年後のPETCT。第一胸椎の転移は縮小退縮を示している

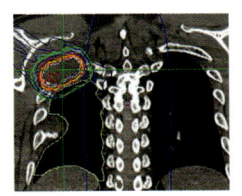 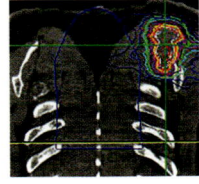 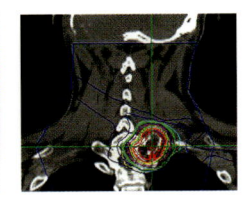

図5 CT治療計画図。赤い線で囲まれた部分が肋骨転移、肩甲骨転移、胸椎転移を示す

❺ 肺腺がん、胸椎転移 ………………………………………………………80代男性

症状 》2年前に背部に違和感を自覚し、背部痛、大腿部痛が出てきたので、近医を受診しました。CTで転移性脊椎腫瘍を疑われ、総合病院を紹介されました。総合病院ではMR、CTで胸椎5、7、8番に転移性病変を認めましたが、麻痺などの症状はなく、通常分割放射線治療が10回行われました。

その後、肺に腫瘍がみられ、気管支鏡の生検で肺腺がんと診断され、疼痛の続く胸椎の転移病変について、紹介されて治療の相談に来院されました。

治療経過 》PETCT（図1）で胸椎転移を確認し、CT治療計画（図3、4）を作成し、第5胸椎は3日間3分割、第7、8胸椎は、6日間6分割で治療が実施されました。

治療後 》治療後、総合病院へ戻り、肺腺がんについて分子標的薬の内服治療が開始されました。治療6ヵ月後のPETCT（図2）で、胸椎転移が縮小消退を示しているのが確認され、疼痛などの症状も改善しました。 ●

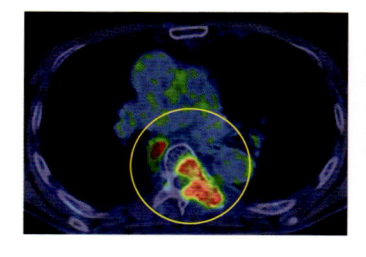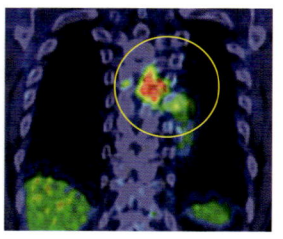

図1
治療前のPETCT。胸椎に転移性腫瘍がみられる

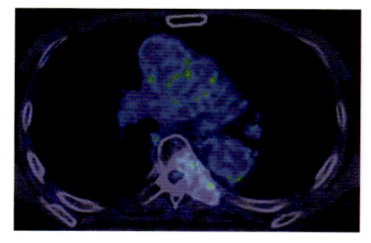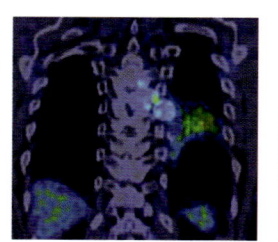

図2
治療6ヵ月後のPETCT。胸椎の転移性腫瘍は縮小消退をみせた

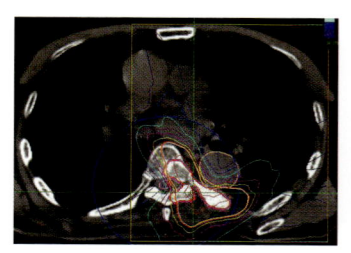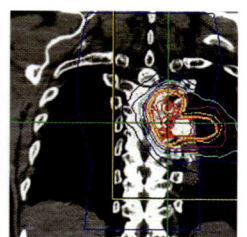

図3
CT治療計画図。赤い線で囲まれた部分が第7、8胸椎転移を示す

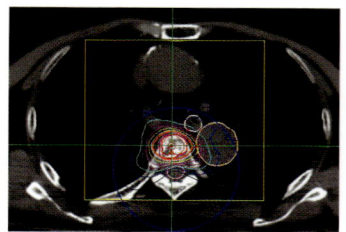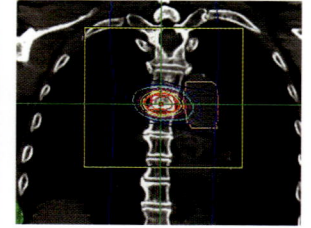

図4
CT治療計画図。赤い線で囲まれた部分が第5胸椎転移を示す

❻ 多発性骨髄腫（胸椎、腸骨）…………………………………………………50代男性

症状 ▶ 3年前に突然の疼痛、両下肢の麻痺により大学病院で胸椎圧迫骨折、急性硬膜外血腫と診断され、血腫除去の手術と胸椎の後方固定の治療が行われ軽快しました。しかし翌年2〜3月には、前胸部の疼痛が次第に強くなり、MRでは手術した圧迫骨折部の破壊がさらに進行するため、当院へ来院し胸椎の再手術が行われました。

このときに摘出した標本より多発性骨髄腫の診断が確定し、化学療法の実施前に胸椎病変部（図1）にサイバーナイフの治療が妥当と判断されました。

治療経過 ▶ 治療（図3）は6月末に8日間8分割で行われました。その後、多発性骨髄腫の専門病院へ転院し、幹細胞移植と化学療法が行われました。翌年11月のPETCT（図2）では、胸椎の腫瘍は縮小消退しましたが、骨盤の腸骨に新規病変がみられ、サイバーナイフ治療が3日間追加されました。

治療後 ▶ 最初のサイバーナイフの治療から2年が経過していますが、経過は良好で元気に過ごしています。

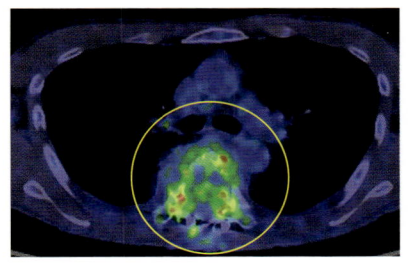
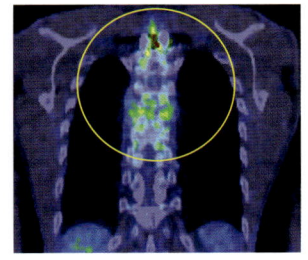

図1
治療前のPETCT。胸椎に腫瘍がみられる

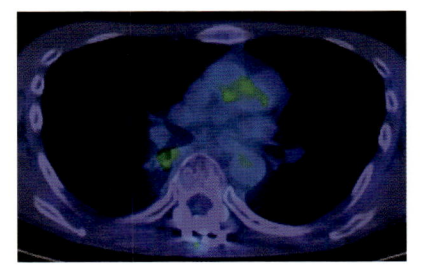
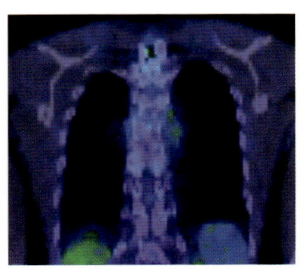

図2
治療1年5ヵ月後のPETCT。胸椎の腫瘍は縮小消退を示した

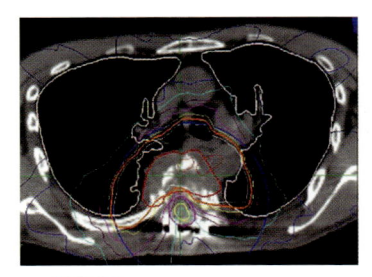
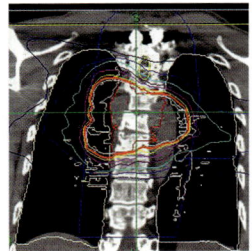
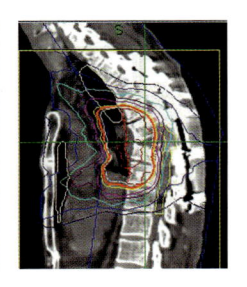

図3
CT治療計画図。赤い線で囲まれた部分が胸椎の多発性骨髄腫を示す

❼ 乳がん、鎖骨転移 ………………………………………… 50代女性

症状 10年前に大学病院で乳がん摘出手術が行われ、ホルモン剤を主体とした化学療法を受けていました。3年後に左腋窩に再発を来し、再度手術を受けました。4年後には疼痛を伴う胸椎、肋骨、腸骨などの多発骨転移を認め、通常の分割放射線治療が行われました。いくつかの化学療法を継続するも多発骨転移、腹部リンパ節転移が出現しました。

治療経過 疼痛の改善を目的に紹介されて来院し、PETCT（図1）で評価して、左鎖骨転移についても、治療計画（図3）を作成し、3日間3分割で実施されました。ホルモンやHER2に反応しない以前の初回組織検査とはタイプが違う乳がんに変化していることが判明し、すぐに化学療法の専門医へ受診するように勧めました。

治療後 治療を済ませた左鎖骨転移は2年後に、再度、局所治療のために来院し、PETCT（図2）で、縮小消退を示していることが確認されました。

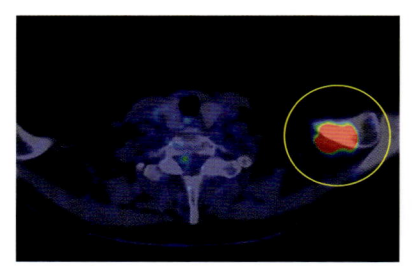
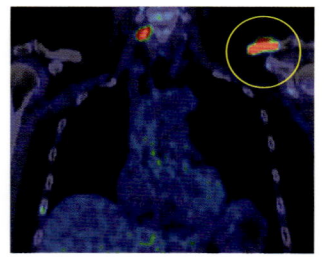

図1
治療前のPETCT。左鎖骨転移がみられる

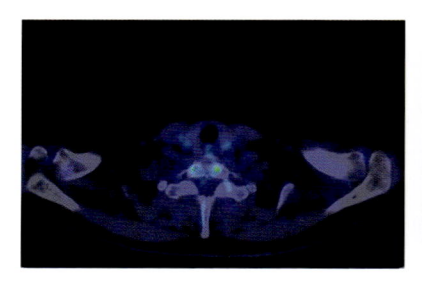
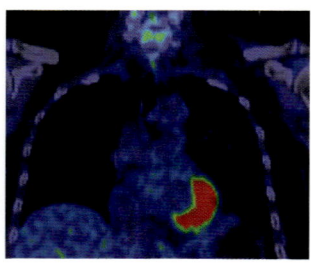

図2
治療2年後のPETCT。左鎖骨転移は縮小消退を示した

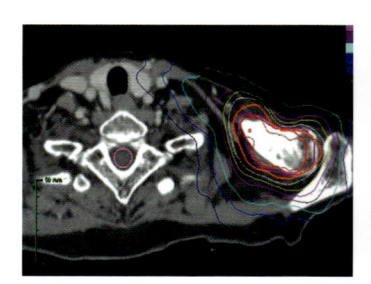
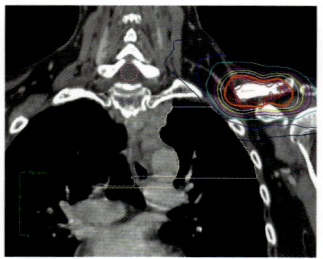
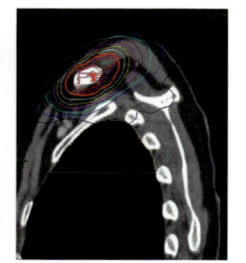

図3
CT治療計画図。赤い線で囲まれた部分が左鎖骨転移を示す

❽ 子宮頸がん、胸椎転移、胸骨転移、肋骨転移 ……………………**50代女性**

症状 ▶ ４年前、子宮頸がんIIB期の診断で、がん専門病院で放射線同時化学療法が行われ、一度治癒したとされていましたが、２年前、全身に多発する骨転移が見つかり、大学病院で化学療法が続けられました。骨転移は制御されていましたが、胸椎の転移が増大傾向を見せたこと、骨転移による局所の疼痛が出てきたことで、サイバーナイフ治療が可能かどうか紹介されて来院されました。

治療経過 ▶ 全身の骨転移を含めたがんの状態をPETCT（図１）で評価し、胸椎、胸骨、肋骨とそれぞれの骨転移についてCT治療計画（図３）を作成し、胸椎転移は５日間５分割、胸骨転移は３日間３分割、大きな肋骨転移は５日間５分割で治療を実施しました。

治療後 ▶ 治療後に大学病院へ戻りましたが、治療の１年３ヵ月後のPETCT（図２）では、治療を加えた胸椎転移、胸骨転移、肋骨転移はそれぞれ消退しており、局所の疼痛も改善消退していることが確認されました。●

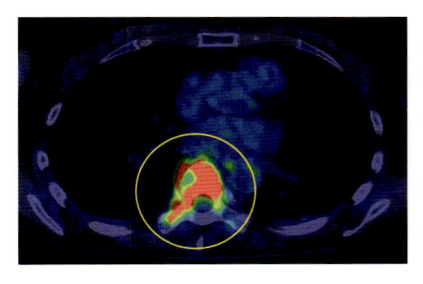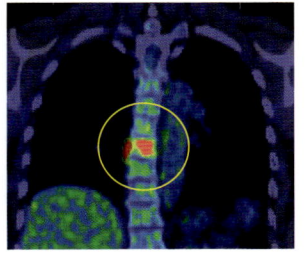

図1
治療前のPETCT。脊髄を囲むように胸椎転移がみられる

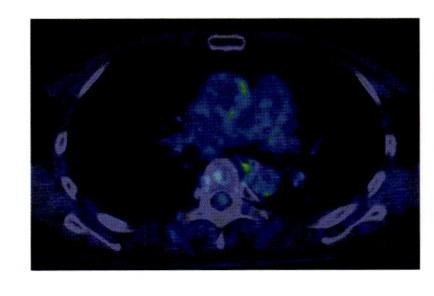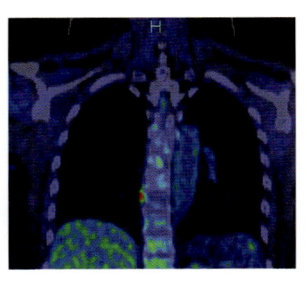

図2
治療１年３ヵ月後のPETCT。治療前にみられた胸椎転移は消退している

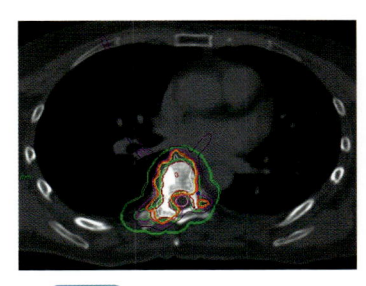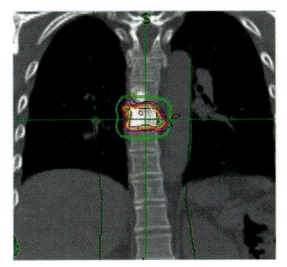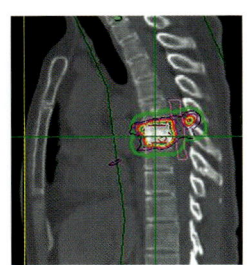

図3
CT治療計画図。赤い線で囲まれた部分が胸椎転移を示す

❾ 乳がん、胸骨転移 …………………………………………………60代女性

症状 15年前、がん専門病院で右乳房の切除手術を受けました。診断はT1N0M0 Stage Iで、術後は5年間ホルモン剤を服用し、その後経過が良好のため内服を止めて経過観察となりました。しかし、7年前に胸骨転移が明らかになり、ホルモン治療が開始されました。胸骨転移はその後進展がなく、最近、治療医に根本的な治療を目指してサイバーナイフの治療を勧められ来院されました。

治療経過 PETCT（図1）で、前胸部正中の胸骨転移と周辺の胸壁転移が広範囲に広がっているが、他に転移はないこと、紹介状では腫瘍マーカーはCEA、CA125などが異常高値を示すことを確認しました。そこでCT治療計画（図3）を作成し、治療は5日間5分割で実施されました。腫瘍体積は約38.5ccでした。

治療後 治療1ヵ月後には、腫瘍マーカーが急速に低下しているので、化学療法はしばらく控えて経過をみる方針となりました。治療2年後のPETCT（図2）では、治療した腫瘍の縮小消失が確認されました。●

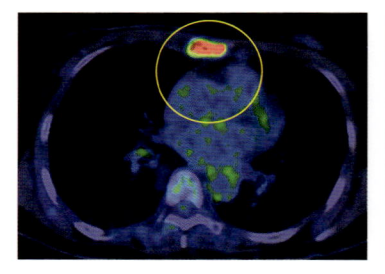
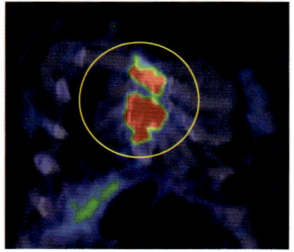

図1
治療前のPETCT。胸骨への転移と広範な胸壁転移がみられた

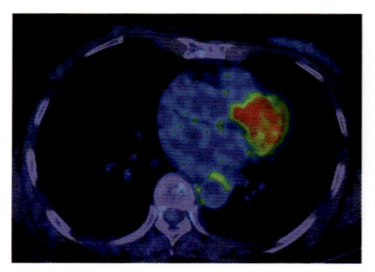
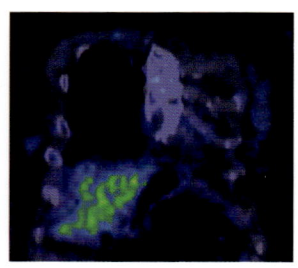

図2
治療2年後のPETCT。胸骨転移は縮小消失を示している

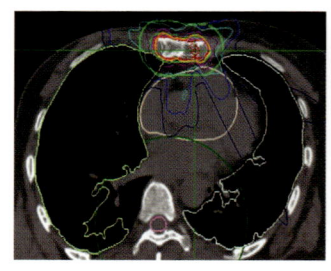
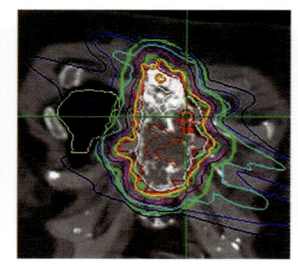
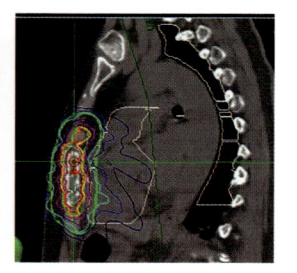

図3
CT治療計画図。赤い線で囲まれた部分が胸骨とその周辺の胸壁への広範な転移を示す

⑩ 腎がん、胸椎転移 ···60代男性

症状 ▶7年前に、大学病院で左腎がんの診断で、腹腔鏡による左腎尿管摘出手術が実施されました。3年後の追跡検査で胸椎転移など多発骨転移がみつかりました。無症状で疼痛や脊髄圧迫症状はありませんでしたが、予防的に12回分割の分割放射線治療が実施されました。その後、当院での定位放射線治療についての相談に来院されました。

治療経過 ▶PETCT（図1）で評価して、CT治療計画（図3）を作成し、5日間5分割でサイバーナイフの治療が実施されました。合わせて骨盤の腸骨転移についても3日間3分割で治療が実施されました。

治療後 ▶治療後は大学病院へ戻り経過観察となりましたが、治療5ヵ月後のPETCT（図2）で、治療を実施した胸椎、腸骨ともに、転移性腫瘍は縮小消退傾向を示していることが確認されました。　●

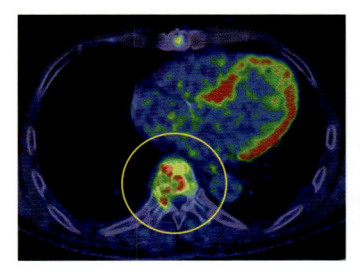
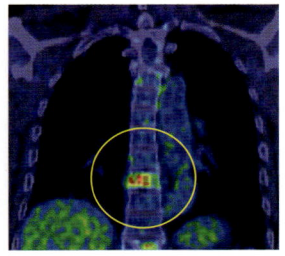

図1
治療前のPETCT。胸椎転移がみられる

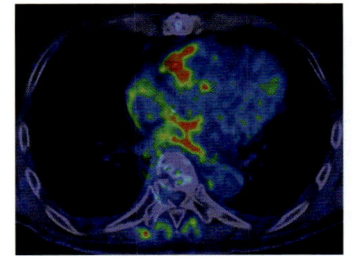
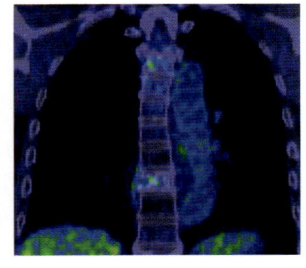

図2
治療5ヵ月後のPETCT。治療後の胸椎転移は縮小消退傾向を示している

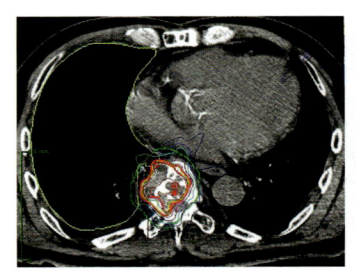
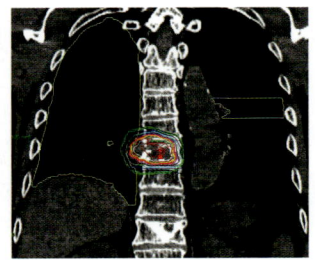
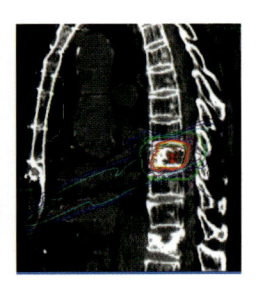

図3
CT治療計画図。赤い線で囲まれた部分が胸椎転移を示す

⓫ 甲状腺濾胞がん、胸骨転移 ⋯⋯⋯⋯⋯⋯⋯⋯⋯⋯⋯⋯⋯⋯⋯⋯ 70代女性

症状 5年前に専門病院で、甲状腺左葉切除術が行われて、病理検査により甲状腺濾胞がんと診断されました。その後、合併する肺転移や全身の多発骨転移について、アイソトープによる内照射治療が4年間続けられました。その後、次第に疼痛の訴えが強くなり、それぞれの骨転移病変などに、局所のサイバーナイフの治療が可能かどうか、紹介されて来院されました。

治療経過 PETCT（図1）で評価して、CT治療計画（図3）を作成しました。頭蓋骨、胸骨、肋骨、胸椎、腰椎などの治療を準備して、一つひとつ治療を実施しました。胸骨転移の腫瘍体積は27ccで、5日間5分割で実施されました。

治療後 治療5ヵ月後のPETCT（図2）では、治療を済ませた胸骨転移は、縮小消退傾向をみせていることが確認されました。●

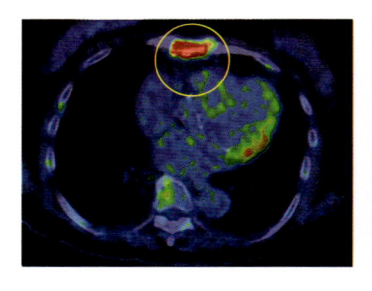
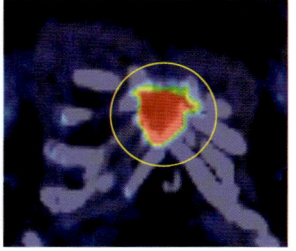

図1
治療前のPETCT。大きな胸骨転移がみられる

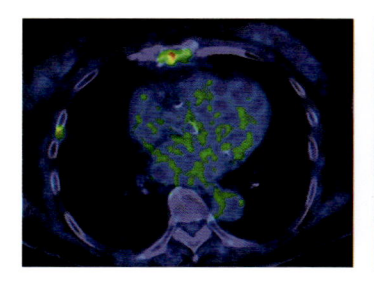
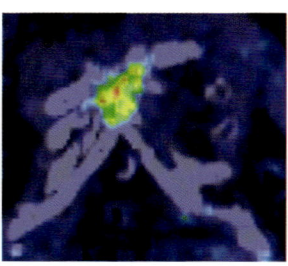

図2
治療5ヵ月後のPETCT。胸骨転移は縮小消退傾向をみせている

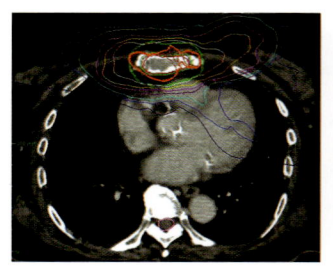
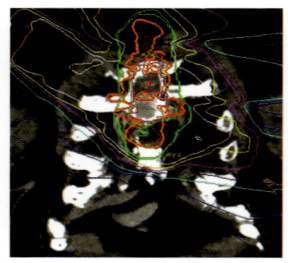
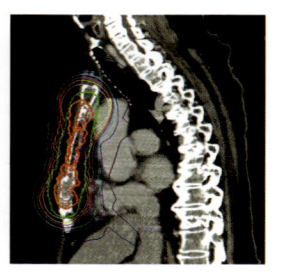

図3
CT治療計画図。赤い線で囲まれた部分が胸骨転移を示す

COLUMN 3

oligometastasis＝オリゴメタスタシス（数少ない転移）、PET／CT、そしてサイバーナイフ体幹部定位放射線治療（SBRT）

　さる1995年に、初めて医学雑誌で"oligo metastases"＝オリゴメタスタシス（数少ない転移）という概念が提唱されました。この概念は原発がんが制御されていて、転移巣が３〜５個以下の少数である状態をさしています。

　この数の少ない転移がんに、一つひとつ治療を行うことができれば、その後の長期生存が期待できるのではないかという魅力的な意味が込められています。多発する転移がんの治療は多くの場合、消極的な治療となりがちでしたが、仮に転移があっても、このような場合には長期生存が期待できる可能性のあることを指摘したのです。

　また1998年には、ほぼ時を同じくして、より侵襲の少ない画像診断検査である全身FDG-PET／CTがピッツバーグ大学で開発され、全身がんのstagingなどの評価に重要な役割を果たすことになりました。PET／CTは2000年以降、米国で爆発的な広がりをみせることになり、まずはPET／CTでの全身の検査をと、いわゆる"PET／CT first"と呼ばれる旋風を巻き起こしました。

　さらにもう一つ、1994年に脳、頭頸部の定位放射線治療を開始したアドラー教授（現：名誉教授）のCyberknifeは、2000年には革命的なソフトの開発を成し遂げて、肺や肝臓など体幹部のがんを、脳病変と同じように正確に治療することが可能になりました。体幹部定位放射線治療（SBRT）の華々しい幕開けとなりました。

　2010年代になり、これらの概念や検査法、治療法の出現が土台となり、著名な科学雑誌などにも体幹部定位放射線治療の実績が次々に報告されるようになってきています。同時期に、おそらく無関係に、ほぼ同時多発して起こった不思議で見事な科学の共同作業なのかもしれません。これらの科学の共同作業により、私どもが現在、毎日実施している、そこだけを正確に治療する"局所の治療"で"目標は局所の腫瘍の制御"という作業が成り立っているとも考えています。

　サイバーナイフの体幹部治療を可能にしたアドラー教授の革命的ソフトの開発については、本シリーズの第２巻『サイバーナイフによる定位放射線治療』（2016年）のコラムに「Excellent! Exciting!」として記載しています。また同書の「定位放射線治療機サイバーナイフは世界でどのくらい導入されているか」のコラムで記載した"世界のサイバーナイフの導入台数"を、2019年８月現在で再度まとめ直して81頁に掲載しました。それぞれご参照をお願いします。

（81頁に続く）

4 胸部リンパ節転移の治療

〈リンパ節転移とサイバーナイフ治療〉

リンパ節とは、リンパ管のところどころに配置されている"関所"の役割を担う部分をいいます。

がん細胞が、最初に発生した原発病巣からリンパの流れにのってリンパ管へ入り込み、死滅せずにリンパ節に貯留して、増殖した状態を「リンパ節転移」と呼んでいます。

リンパ節転移の場合、広い範囲や、一定の特別な領域に散在して発見されたときには、化学療法や、広めの範囲を対象とした通常の放射線治療が行われることになります。

しかし、限局した特殊な部位のリンパ節転移がみられるときには、PETCTなどの画像により、病変の位置や分布、周辺組織との関係を確認したうえで、サイバーナイフによって、正確にそこだけを治療する定位放射線治療を実施することも、私たちの施設では珍しいことではありません。

実は、リンパ節転移の治療については、がん治療の専門医の施設から、大変多くの治療の依頼があり、サイバーナイフ治療を実施してきています。

安全に実施することが可能で、良好な結果が期待できることも充分に経験してきています。

一般的な手術後に、予防的に実施する化学療法や放射線治療に代えて、現実にすでに存在すると診断の確定したリンパ節転移については、そのリンパ節転移だけを標的に、正確に一つひとつ丁寧に、短期間で、サイバーナイフの定位放射線治療を加えるという手法です。

〈胸部のリンパ節転移の主な部位〉

胸部にみられるリンパ節転移で定位放射線治療を実施した治療例としては、主に以下の３つの部位になります。

①縦隔リンパ節転移

左右の肺に挟まれた心臓、大血管、気管が存在する胸部の中央にあるスペースを「縦隔」といいます。この部位にできるリンパ節転移です。

治療によって近接する気管、大血管、心臓への影響が極力おきないよう、特に細心の注意を払って、正確な治療計画を作成する必要があります。

②胸骨傍リンパ節転移

胸骨は、胸部の前面中央にある縦に長い扁平な骨で、肋骨、胸椎とともに胸郭を形成しています。この胸骨の周辺に散在して発生するリンパ節転移です。

③腋窩リンパ節転移

腋窩（わきの下）リンパ節に明らかに転移が確認された場合は、通常、腋窩リンパ節が含まれている脂肪組織と一緒にリンパ節の摘出が行われます。

この手術後は、リンパ浮腫（腕のむくみ）や、わきから上腕にかけての知覚障害、上肢の挙上制限、わきの下へのリンパ液貯留などがあり、術後のケアが必要になります。

現在、この手術に代えて定位放射線治療を考慮することも、珍しいことではなくなってきています。

では、以下に、これらの代表的な治療例をPETCT画像など提示しながら、みていくことにします。

● 縦隔リンパ節とその他のリンパ節

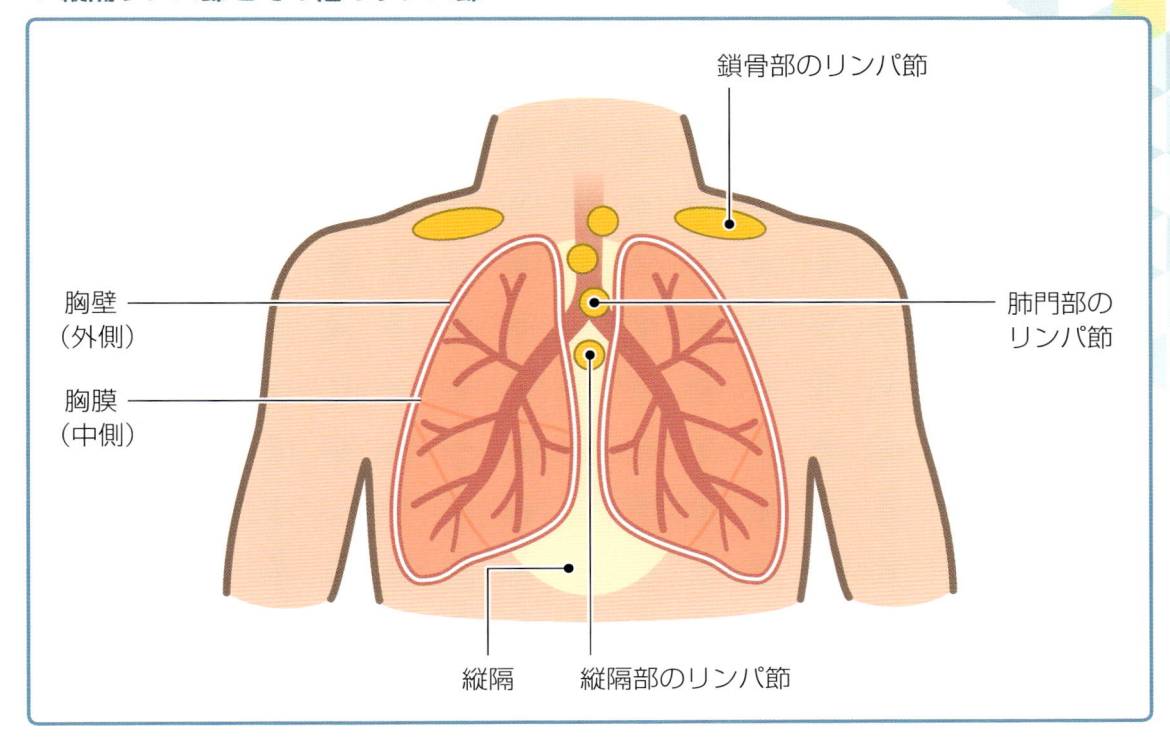

● 胸骨傍リンパ節と腋窩リンパ節

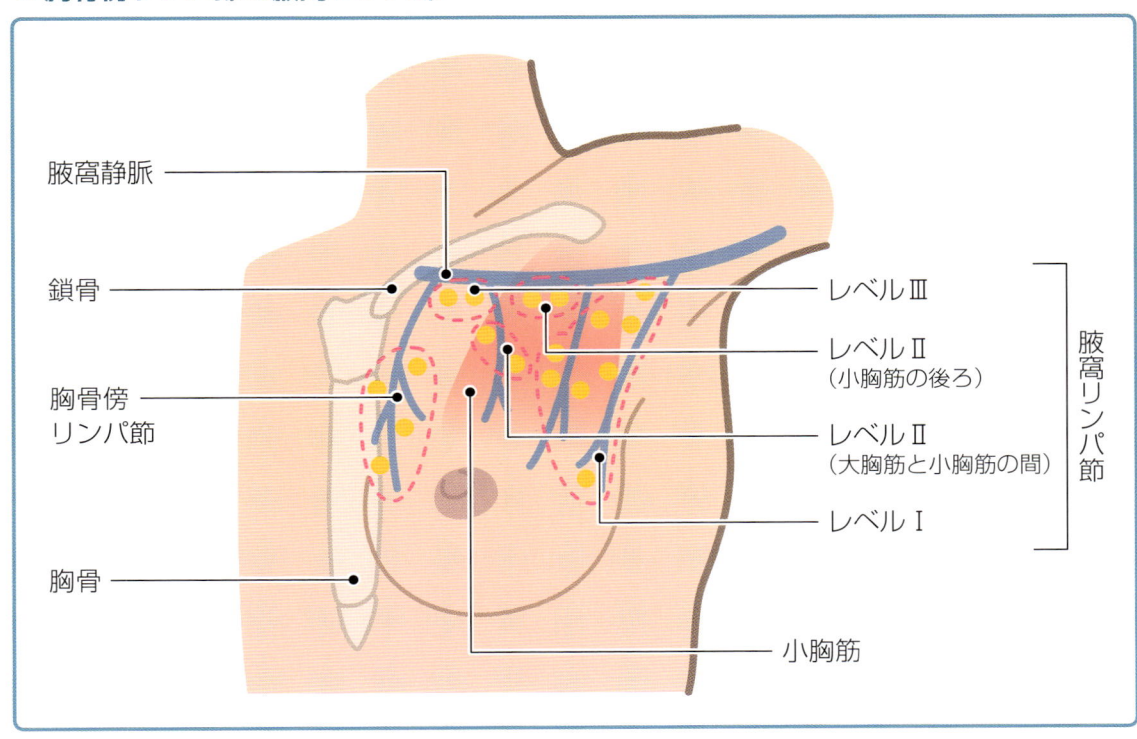

❶ 肝細胞がん、縦隔リンパ節転移 ………………………………………70代男性

症状 ≫ 10年前よりC型肝炎、肝細胞がんについて、大学病院で主にラジオ波による治療を繰り返し行ってきましたが、治療4年目より、肝外の腹部リンパ節転移などについて、紹介されて来院し、サイバーナイフの治療を行ってきました。その後、1年前に胸部の縦隔リンパ節転移について、再度紹介されて来院されました。

治療経過 ≫ PETCT（図1）など画像検査で、治療の準備を済ませて（図3）、7日間7分割でサイバーナイフの治療を実施しました。腫瘍体積は22ccでした。

治療後 ≫ その後は紹介元との経過観察で、8ヵ月後のPETCT（図2）で、治療した縦隔のリンパ節転移は縮小消退していることが確認されました。 ●

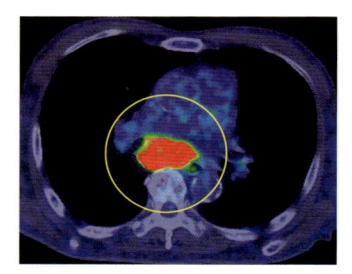
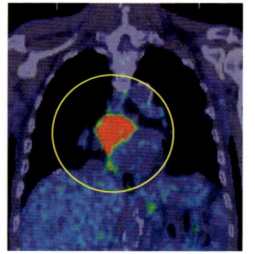

図1
治療前のPETCT。気管分岐部に大きな縦隔リンパ節転移がみられる

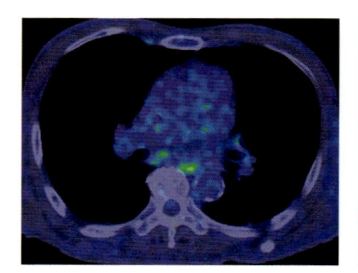
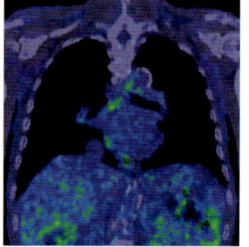

図2
治療後のPETCT。治療8ヵ月後に治療した縦隔リンパ節転移は縮小消退が確認された

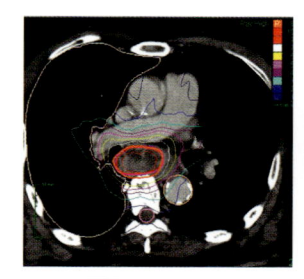
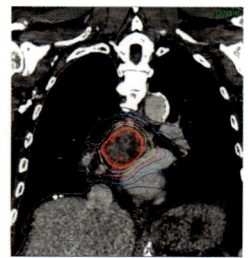
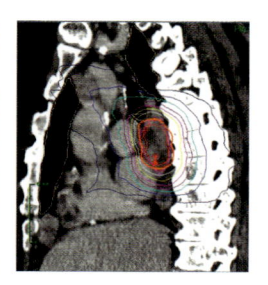

図3
CT治療計画図。赤い線で囲まれた部分が治療を実施した縦隔リンパ節転移を示す

❷ 胃がん術後、縦隔リンパ節転移 ……………………………………… 70代男性

症状 ≫ 6年前に大学病院で胃がんの手術を受け、経過をみていました。4年が経過し、採血やCTにて縦隔リンパ節転移が指摘され、内服による化学療法が開始されました。その後、6ヵ月が経過し、主治医の紹介状を持ってサイバーナイフによる治療の相談に来院されました。

治療経過 ≫ PETCT（図1）では変わらず縦隔リンパ節転移がみられました。CT治療計画（図3）を作成し、治療は5日間5分割で実施されました。腫瘍体積は5.5ccでした。

治療後 ≫ 治療後は大学病院に戻り、内服薬により経過観察が続けられました。治療8ヵ月後のPETCT（図2）では、治療した縦隔リンパ節転移は、縮小退縮を示していることが確認されました。

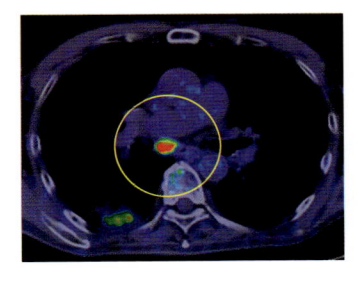
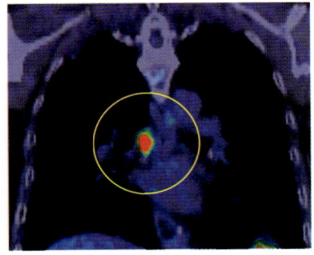

図1
治療前のPETCT。縦隔リンパ節転移がみられる

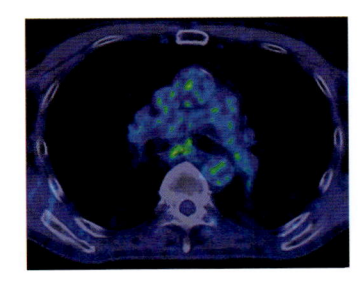
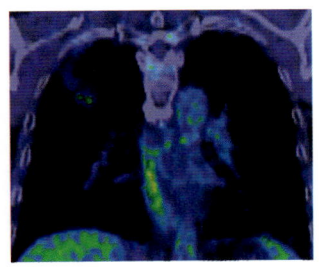

図2
治療8ヵ月後のPETCT。縦隔リンパ節転移ほぼ縮小消退を示した

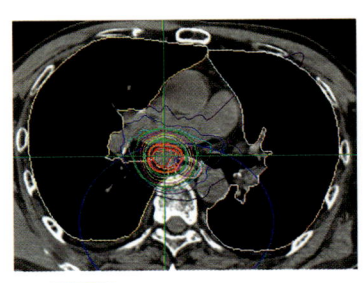
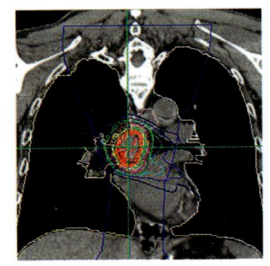
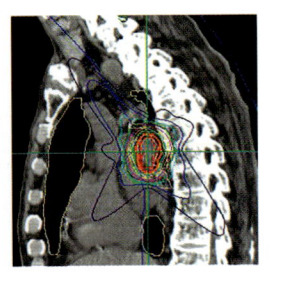

図3
CT治療計画図。赤い線で囲まれた部分が縦隔リンパ節転移を示す

❸ 乳がん術後、胸骨傍リンパ節転移、左右の腋窩リンパ節転移……50代女性

症状 ≫ ９年前に、右乳がん摘出手術と腋窩リンパ節郭清術を受け、病理検査は充実腺管がんでホルモン（＋）、HER2（２＋）を示しました。補助化学療法は、その後５年間行われました。

　２年前に胸骨の傍に隆起する腫瘤を自覚し次第に増大してきました。同部の組織検査は前回と同様で、再発と診断し、再び化学療法が開始されました。しかし胸骨部、腋窩の腫瘍の増大傾向と疼痛が悪化してきたため、紹介されて局所の治療のため来院されました。

治療経過 ≫ PETCT（図１）で病変を確認し、胸骨傍リンパ節転移26ccを６回、腋窩リンパ節腫瘍右12cc、左14ccを、それぞれともに３回の分割でサイバーナイフ治療を実施しました（図３）。

治療後 ≫ その後も、前医で化学療法が継続されました。２年７ヵ月後のPETCT（図２）で、それぞれの転移性腫瘍の縮小消失が確認されています。

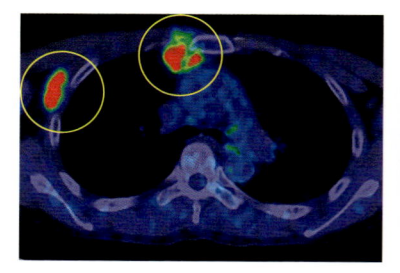
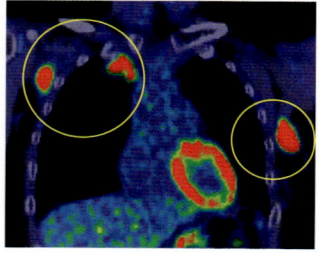

図1
治療前のPETCT。右、左の腋窩リンパ節転移と正中の胸骨傍縦隔リンパ節転移がみられる

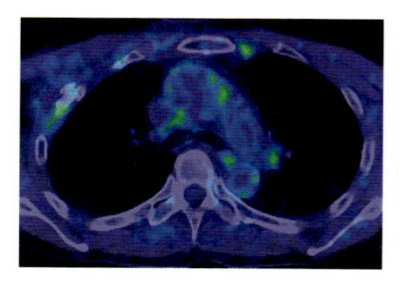
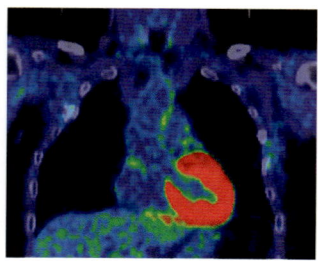

図2
治療２年７ヵ月後のPETCT。治療を実施した転移性腫瘍はすべて縮小消退していることが確認された

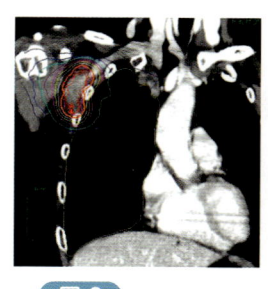
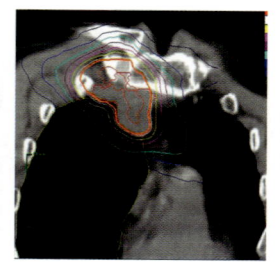
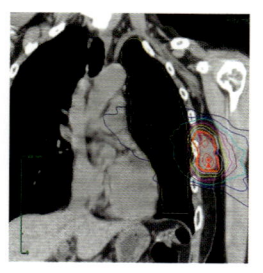

図3
CT治療計画図。赤い線で囲まれた部分がそれぞれ右腋窩リンパ節転移、正中の胸骨傍縦隔リンパ節転移、左腋窩リンパ節転移を示す

❹ 乳がん非切除、大きな腋窩リンパ節転移……………………………50代女性

症状 4年前、右乳房の痛みを自覚し、近くの総合病院の乳腺外科を受診したところ、右乳がん、腋窩リンパ節転移、骨転移、肺転移を指摘され、化学療法が開始される予定でしたが、仕事の都合を考えて別の大学病院で治療を受けることになりました。乳がんは女性ホルモン（エストロゲン）に反応性を有するがんで、T3N2M1 Stage IVとなり、3年前より化学療法が開始されました。

1年後、腫瘍はよく制御されていましたが、右腋窩のリンパ節転移だけは大きく増大し続

けたため、大学病院よりサイバーナイフ治療を勧められ、来院されました。

治療経過 PETCT（図1）で全身の乳がんの転移の状況を確認し、CTの治療計画（図3）を作成して、通院で大きな腋窩リンパ節転移は5日間5分割で治療を実施しました。腫瘍体積は61ccでした。

治療後 治療後は再び大学病院へ戻り、化学療法を継続していましたが、1年1ヵ月後のPETCT（図2）では、腋窩リンパ節転移は縮小消退していることが確認されました。●

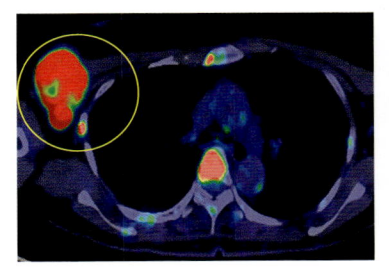
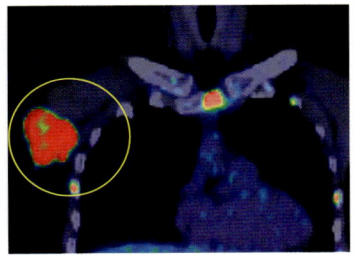

図1
治療前のPETCT。右腋窩に大きなリンパ節転移がみられる。また他にも胸椎転移、肋骨転移、胸骨転移などもみられる

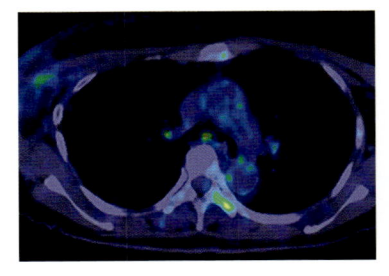
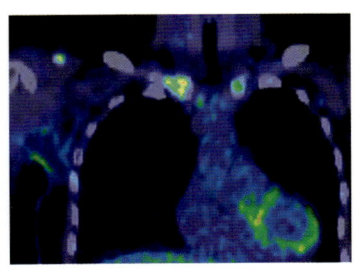

図2
治療1ヵ月後のPETCT。治療をした右腋窩に大きなリンパ節転移は縮小消退していることが確認された

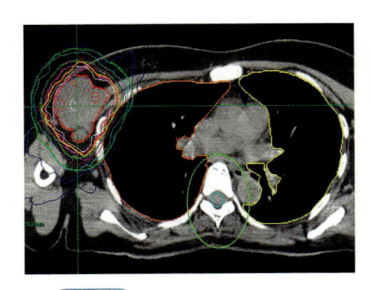
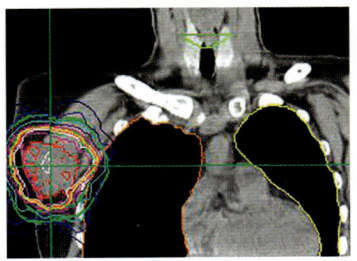
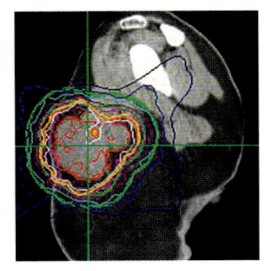

図3
CT治療計画図。赤い線で囲まれた部分が右の腋窩リンパ節転移を示す

❺ 右乳がん、胸骨傍リンパ節転移 ···50代女性

症状 12年前に大学病院で、乳房温存による右乳がん切除と腋窩リンパ節郭清手術を受け、術後に放射線治療を25回受けました。乳がんは女性ホルモン（エストロゲン）に反応を示すもので、術後5年間はホルモン治療が行われました。翌年、胸骨の傍にリンパ節転移がみられ、ホルモン治療や化学療法を加えても次第に大きくなってきました。術後9年目に、大学病院の乳腺外科よりサイバーナイフ治療のため紹介されて来院されました。

治療経過 PETCT（図1）で胸骨傍リンパ節転移を確認し、CTの治療計画（図3）を作成しました。治療は自宅よりの通院で、7日間7分割で実施されました。腫瘍体積は23ccでした。

治療後 治療1年後と3年後にも、鎖骨窩リンパ節転移と胸骨転移が出現し、同様の治療を追加しました。治療3年後のPETCT（図2）では、胸骨傍リンパ節転移は、縮小消退を示していることが確認されました。

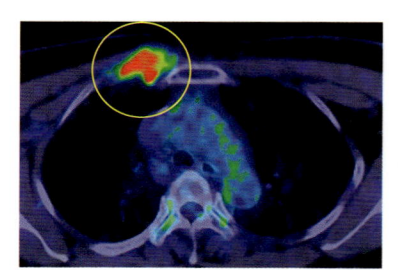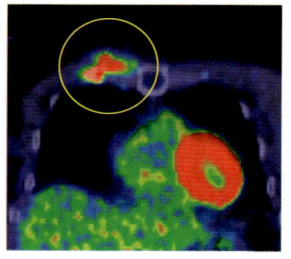

図1
治療前のPETCT。胸骨右に胸骨傍リンパ節転移がみられる

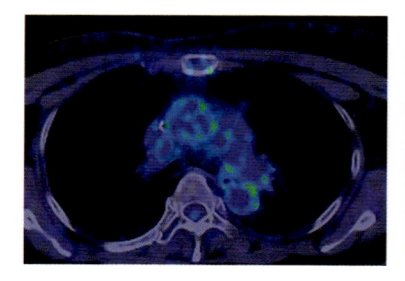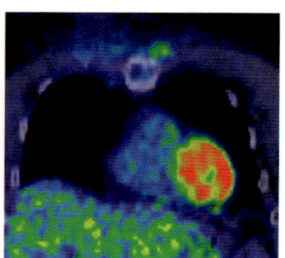

図2
治療3年後のPETCT。胸骨右の胸骨傍リンパ節転移は縮小消退を示している

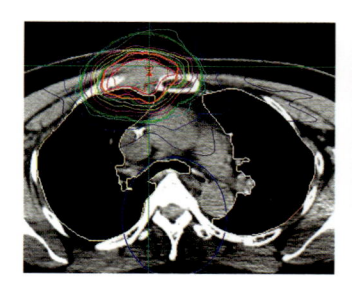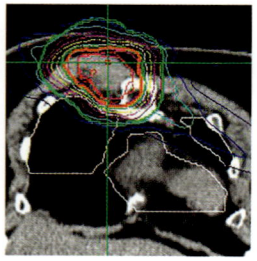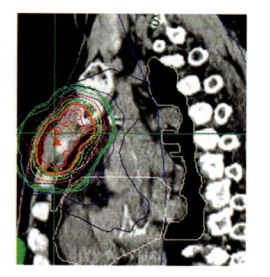

図3
CT治療計画図。赤い線で囲まれた部分が胸骨傍リンパ節転移を示す

❻ 右乳がん、胸骨傍リンパ節転移〜縦隔リンパ節転移 ……………… 60代女性

症状≫ 11年前の２月、右乳がんについて大学病院を受診し、術前の化学療法を済ませて５月に手術治療を受けました。乳がんはホルモン反応性で、その後も同大学病院で、ホルモン治療を続けていました。

２年前の10月に右胸骨傍リンパ節転移の再発、増大が確認されてから新たな化学療法が始まり、継続治療を受けていました。その後も腫瘍は縮小をみせず次第に増大を示すため、昨年12月同大学病院の乳腺外科より紹介されて、サイバーナイフ治療のため来院されました。

治療経過≫ PETCT（図１）で病変を確信し、CT治療計画（図３）を作成して、治療は自宅よりの通院で、10日間10分割で実施されました。腫瘍体積は87ccでした。

治療後≫ その後は引き続き大学病院での治療を続け、５ヵ月後のPETCT（図２）では、治療した胸骨傍リンパ節転移は縮小消退したことが確認されました。

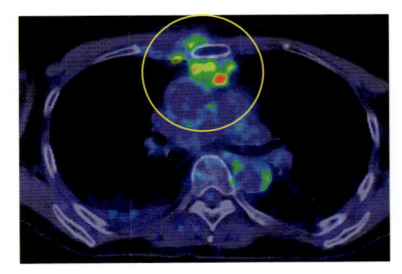
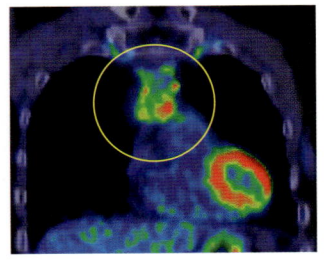

図 1
治療前のPETCT。胸骨傍リンパ節転移が縦隔に広がってみられる

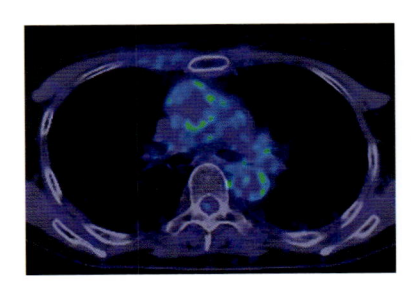
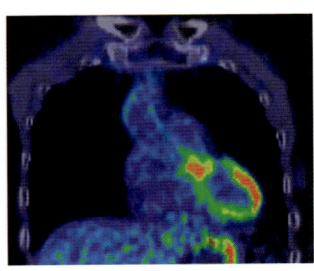

図 2
治療５ヵ月後のPETCT。治療を終えた胸骨傍リンパ節転移は縮小消退をみせた

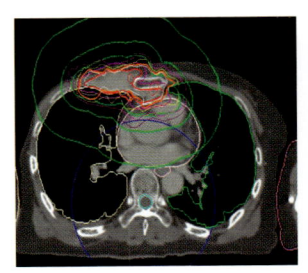
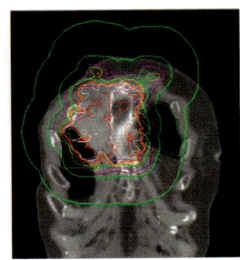
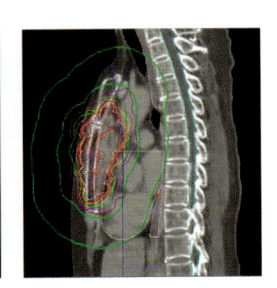

図 3
CT治療計画図。赤い線で囲まれた部分が胸骨傍リンパ節転移で、前縦隔の上下に広がっている

❼ 右腎がん、(左)縦隔リンパ節転移……………………………………80代男性

症状 ≫ 3年前、両方の大腿より下が2倍以上に腫れ上がり、すぐに内科に入院となり、深部静脈血栓の疑いで検査が開始されました。

治療経過 ≫ PETCTなどの画像では、右腎がんが下大静脈まで進展し、大きな腫瘤を形成していることが判明しました。年齢や全身状態なども考慮して、この部の腫瘍にサイバーナイフの治療が選択され、10日間10分割で実施されました。腫瘍は縮小消退をみせ、両方の下腿の腫れは3ヵ月をかけて次第に改善を示しました。4ヵ月後、今度はまず左縦隔リンパ節転移(図1)に対して、CT治療計画(図3)を作成し、再度サイバーナイフの治療が5日間5分割で実施されました。腫瘍体積は23ccでした。

治療後 ≫ この縦隔リンパ節転移も、7ヵ月後のPETCT(図2)で縮小消退を示したことが確認されました。この1年後には残りの右縦隔リンパ節転移も治療が実施され、縮小消退が確認されています。　●

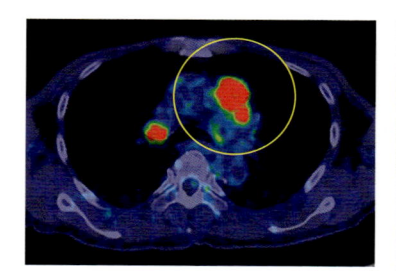
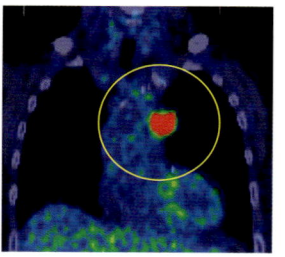

図1
治療前のPETCT。大動脈に接して左右に縦隔リンパ節転移がみられる。今回は左の縦隔リンパ節転移が治療の対象となった

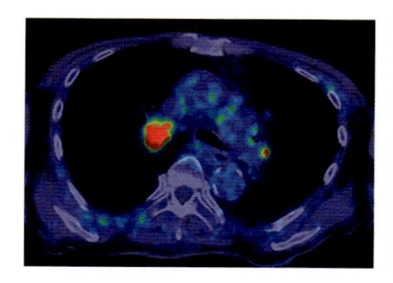
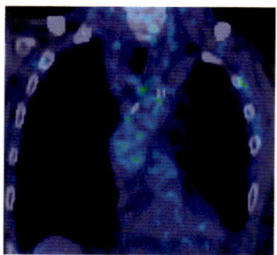

図2
治療7ヵ月後のPETCT。治療した左縦隔リンパ節転移は縮小消退を示した

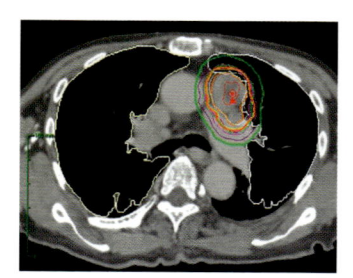
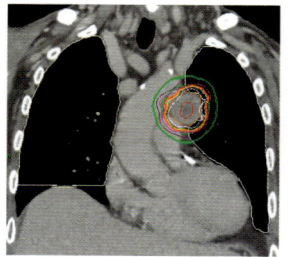
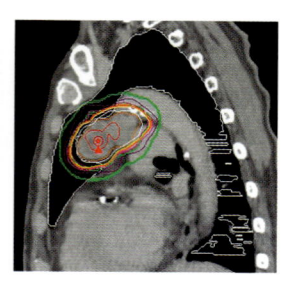

図3
CT治療計画図。赤い線で囲まれた部分が治療を実施した左縦隔リンパ節転移を示す

❽ 腎がん、縦隔リンパ節転移⋯⋯⋯⋯⋯⋯⋯⋯⋯⋯⋯⋯⋯⋯40代男性

症状 ⟫ 9年前の4月に、大学病院の泌尿器科で左腎がんの診断で腎摘出手術を受けました。その後は分子標的薬の化学療法を受けつつ、経過をみていました。手術より8年が経過して、化学療法では抑制できず次第に増大する縦隔リンパ節転移について、サイバーナイフ治療のために、紹介状を持って来院されました。

治療経過 ⟫ 治療のためにPETCT（図1）で再評価して、CT治療計画（図3）を作成し、治療は自宅よりの通院で、8日間8分割で実施されました。腫瘍体積は35.5ccでした。

治療後 ⟫ その後は大学病院で、治療と経過観察が続けられ、11ヵ月後のPETCT（図2）で、治療した縦隔リンパ節は縮小消退を示したことが確認されました。

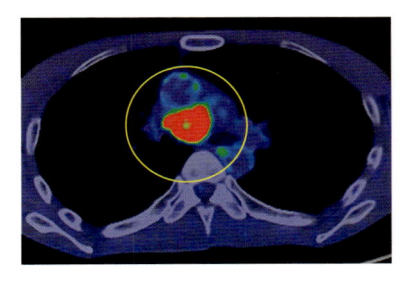
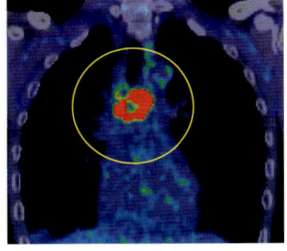

図1
治療前のPETCT。縦隔リンパ節転移を認める

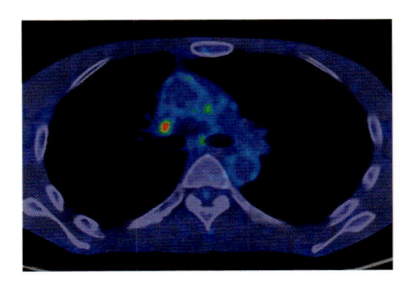
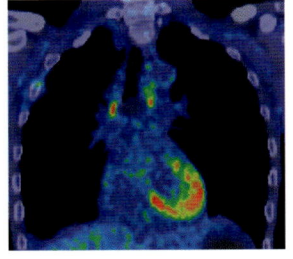

図2
治療11ヵ月後のPETCT。治療した縦隔リンパ節は縮小消退を示す

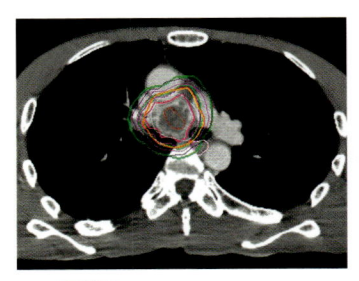
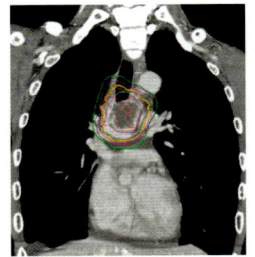
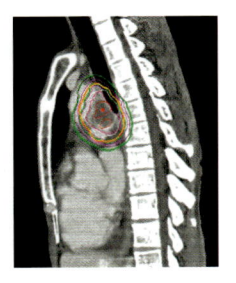

図3
CT治療計画図。赤い線で囲まれた部分が縦隔リンパ節転移を示す

❾ 悪性リンパ腫、縦隔リンパ節転移 ……………………………… 80代男性

症状 ▶ 4年前の3月に、左下顎歯肉に違和感を訴えていましたが、次第にその部に腫瘍ができてきたので、近くの総合病院を受診して下顎悪性腫瘍と診断されました。9月に当院に来院し、血液内科で歯肉腫瘍の生検が行われ、非ホジキンリンパ腫と診断されました。

また、PETCTで、下顎歯肉、胸椎、縦隔などに腫瘍がみられることが確認されました。そこで、診断に従い予定の化学療法が6コース実施されました。化学療法が一段落し

た翌年3月、治療効果を再度PETCT（図1）で評価されて、縦隔の腫瘍だけ残存していることが判明し、サイバーナイフの治療を勧められました。

治療経過 ▶ CT治療計画（図3）を作成して、治療は5日間5分割で実施されました。腫瘍体積は12ccでした。

治療後 ▶ 治療後の翌年2月（11ヵ月後）、再度PETCT（図2）で評価しましたが、腫瘍は消退していることが確認されました。●

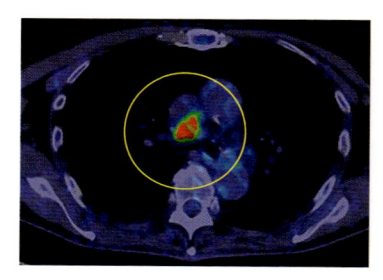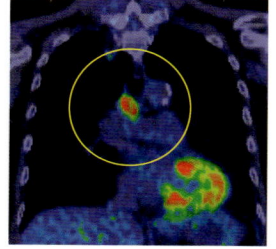

図1 治療前のPETCT。縦隔リンパ節に腫瘍がみられる

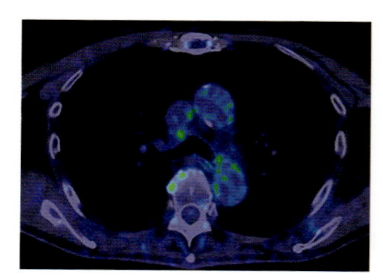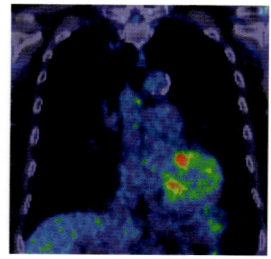

図2 治療11ヵ月後のPETCT。治療した縦隔の腫瘍は消退を示した

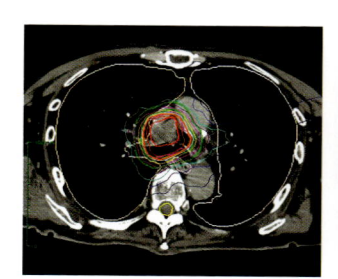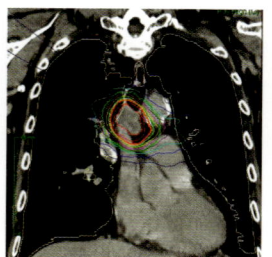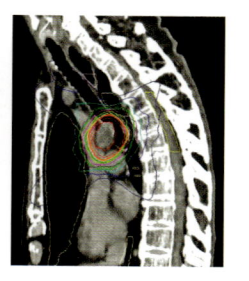

図3 CT治療計画図。赤い線で囲まれた部分が縦隔リンパ節の腫瘍を示す

⓾ 肝細胞がん、腋窩リンパ節転移 ……………………………………… 70代男性

症状≫20年前にC型肝炎との診断があり、近くの大学病院で経過をみていましたが、肝細胞がんが確認されてからは、専門の施設でラジオ波治療や血管内治療が繰り返し行われてきました。

その後4年前に、肝細胞がんがはじめて肝以外の肺転移を来してから、サイバーナイフの治療のため紹介されて来院し、肺転移、腹部大動脈傍リンパ節転移を治療してきました。2年前に左腋窩リンパ節転移を指摘され、治療のため紹介されて来院されました。

治療経過≫治療前のPETCT（図1）では、この腋窩リンパ節転移だけに病変がみられました。CT治療計画（図3）を作成して、治療は自宅よりの通院で、5日間5分割で実施されました。腫瘍体積は6ccでした。

治療後≫治療1年後のPETCT（図2）で、治療を実施した腋窩リンパ節転移は消失していることが確認されました。

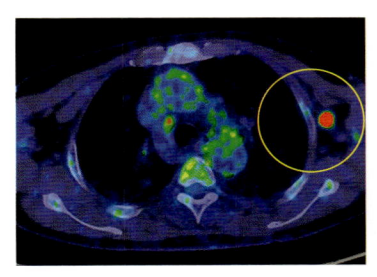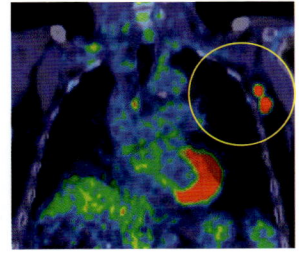

図1
治療前のPETCT。左腋窩にリンパ節転移がみられる

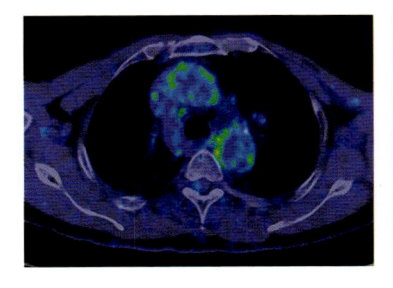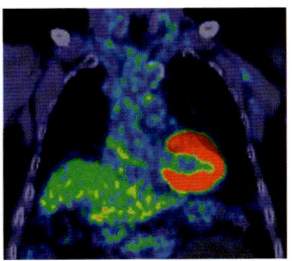

図2
治療1年後のPETCT。腋窩リンパ節転移は消失していることが確認された

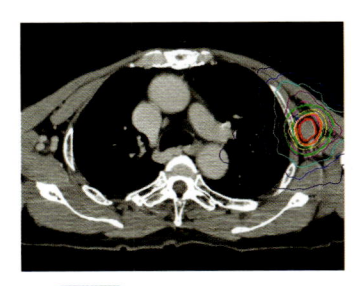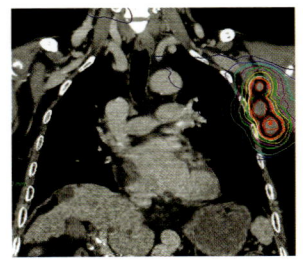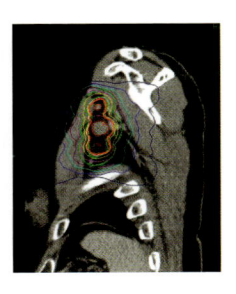

図3
CT治療計画図。赤い線で囲まれた部分が腋窩リンパ節転移を示す

⑪ 肺扁平上皮がん、縦隔リンパ節転移 ························· 70代男性

症状 7ヵ月前に、地元の総合病院で肺の扁平上皮がんについて右肺下葉切除とリンパ節郭清の手術を受け、その後、抗がん剤の化学療法を4ヵ月間続けていました。しかし採血検査で腫瘍マーカーが上昇し、縦隔リンパ節転移、肝転移を指摘されました。主治医より化学療法の継続を勧められたので、局所の治療ができないかと、紹介状を持って相談に来院されました。

治療経過 PETCT（図1）で縦隔リンパ節転移を確認し、この病変についてCT治療計画（図3）を作成して、サイバーナイフの治療を実施しました。治療は8日間8分割で行われ、腫瘍体積は12ccでした。

治療後 その後、化学療法と肝転移の治療については、ラジオ波治療の専門医へ依頼しました。当院での治療後1年6ヵ月が経過し、追跡のPETCT（図2）で評価したところ、縦隔リンパ節転移は縮小消退していることが確認されました。 ●

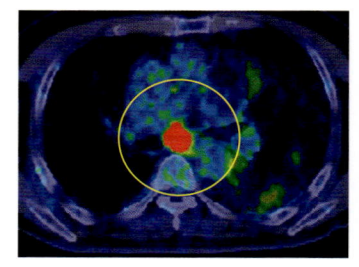
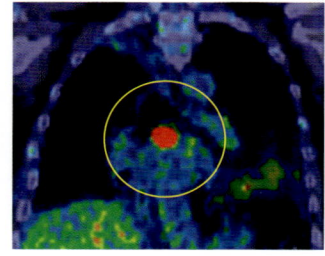

図1
治療前のPETCT。気管分岐部に縦隔リンパ節転移がみられる

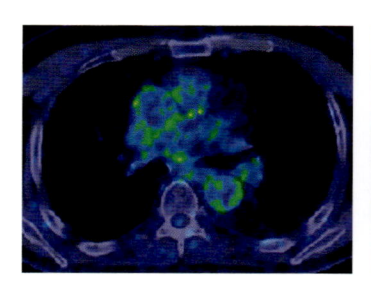
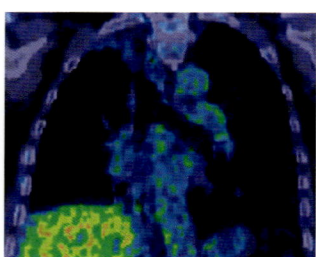

図2
治療1年6ヵ月後のPETCT。縦隔リンパ節転移は縮小消退を示した

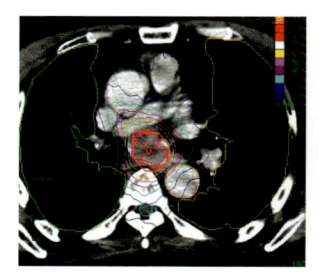
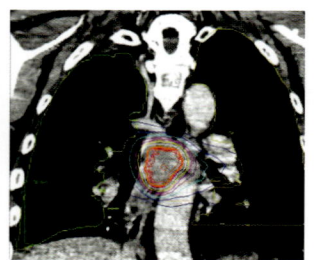
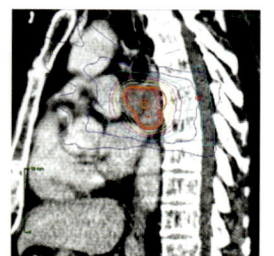

図3
CT治療計画図。赤い線で囲まれた部分が縦隔リンパ節転移を示す

COLUMN 3（続き）

● 世界におけるサイバーナイフの導入台数

国　名	台　数	国　名	台　数
アメリカ	157	中国	21
アイルランド	1	チリ	1
アラブ首長国連邦	1	ドイツ	13
イギリス	6	トルコ	11
イタリア	8	日本	37
インド	7	ネパール	1
ウクライナ	1	パキスタン	2
オーストラリア	2	ハンガリー	1
オランダ	1	フィンランド	1
カタール	1	プエルトリコ	1
カナダ	4	フランス	12
韓国	9	ベトナム	1
ギリシャ	1	ベネズエラ	2
コロンビア	2	ベルギー	1
サウジアラビア	3	ポーランド	3
スイス	3	ポルトガル	1
スペイン	3	香港	1
タイ	2	メキシコ	3
台湾	6	ラトビア	1
チェコ	1	ロシア	9
合　計			342

協力：日本アキュレイ株式会社

5 胸腺腫と胸腺がんの治療

〈胸腺に発生する腫瘍〉

　胸の中で、左右の肺に挟まれた真ん中の空間には、心臓や大血管、気管、食道、胸腺などが存在します。この場所を縦隔と呼びます。この縦隔という場所にできる腫瘍を、縦隔腫瘍といいます。

　胸腺も縦隔という場所にあり、ちょうど、胸骨のすぐ裏側にあります。

　第1部でも述べたように、胸腺は成長とともに大きさが変化します。新生児のときに10〜15gのものが、小児期（10〜12歳頃）に60g程度で最大となり、その後徐々に萎縮し、脂肪組織によって置き換えられます。

　胸腺から発生する珍しい腫瘍を胸腺腫瘍と呼び、「胸腺腫」と「胸腺がん」の2つがあります。

　胸腺腫は、人口10万人あたり0.44〜0.68人が罹患する頻度とされており、かなり稀な病気です。一方、もう一つの胸腺がんは、胸腺腫よりさらに稀な病気とされています。

　胸腺腫と胸腺がんは、ともに悪性腫瘍として扱われますが、胸腺腫のほうが、ややおとなしく、ゆっくりとした速度で、限られた範囲の中で増殖、拡散していくようです。

　逆に、胸腺がんは、速い速度で増大して、転移、浸潤を多臓器など、広い範囲に来す性質があります。

　胸腺腫と胸腺がんの症状についても前述のように、大きくならない限り無症状なのですが、進行すると咳が長く続いたり、胸部の痛みや呼吸困難などが、また発生部位によっては、うっ血や浮腫などの症状が出ることがあります。

　この2つの稀な腫瘍は、たとえば肺がんのように、その頻度が多くないために、それほど治療法が確立されていません。したがって、それぞれの施設で、治療経験と実績をもとに考えながら治療法を決めていくことになっているようです。

〈胸腺腫・胸腺がんとサイバーナイフ治療〉

　これまで、サイバーナイフの定位放射線治療という手段で、いろいろな悪性腫瘍の治療を、工夫に工夫を重ねて実施してきました。しかし、振り返ってみると、胸腺腫と胸腺がんという、珍しく、独特のふるまいをする悪性腫瘍について、診断が確定してから、さまざまな理由で治療の相談に来院される方が少なくないことに気がつきました。

　腫瘍組織の診断が確定して来院された方々の腫瘍が、小さな体積の腫瘍なのか、大きな体積の腫瘍なのか、手術治療後に来院されたケースなのか、化学療法を実施した後に来院された場合なのか、まったく未治療の状態でサイバーナイフの治療のために来院されたのか、腫瘍の広がりはどうなのか等々、さまざまです。それぞれのケースで、大変頭を痛めつつ、策を考えながら治療に携わっていくことになります。

　正確に安全な治療を実施するために、何回の分割治療にするのか、どのくらいの強さの放射線を用いて実施するのかなど、次第に治療経験が蓄積されてきていると感じています。

　それでは、以下に、治療を実施した例を、画像を提示しながらみていくことにしましょう。

● 縦隔と胸腺

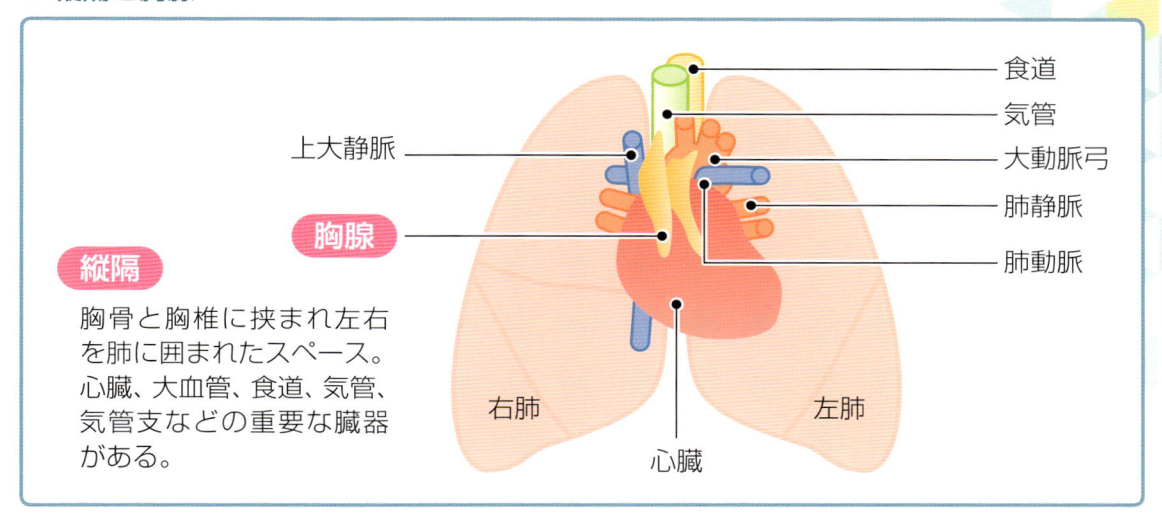

食道
気管
大動脈弓
肺静脈
肺動脈

上大静脈

胸腺

縦隔

胸骨と胸椎に挟まれ左右
を肺に囲まれたスペース。
心臓、大血管、食道、気管、
気管支などの重要な臓器
がある。

右肺　　左肺

心臓

● 胸腺の変せん

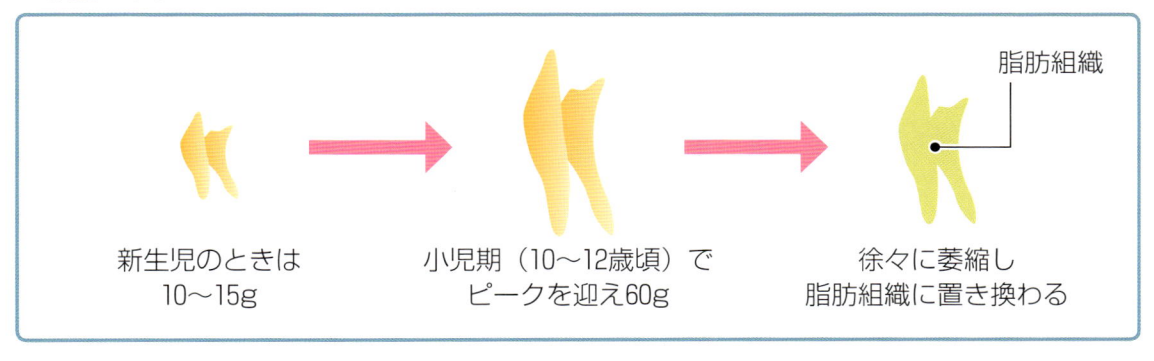

脂肪組織

新生児のときは
10〜15g

小児期（10〜12歳頃）で
ピークを迎え60g

徐々に萎縮し
脂肪組織に置き換わる

● 胸腺腫・胸腺がんの主な症状

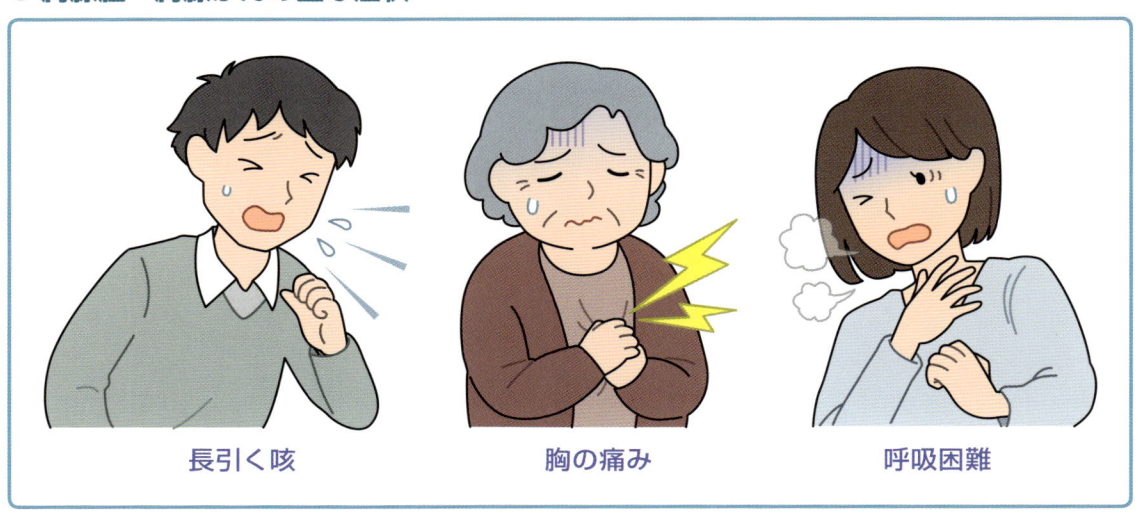

長引く咳　　　　胸の痛み　　　　呼吸困難

❶ 胸腺がん ……………………………………………………… 60代女性

症状 ≫ 8年前に胸部X線撮影で異常を指摘され、大学病院の呼吸器外科を受診しました。胸腺がん（扁平上皮がん）、大動脈、肺動脈浸潤と診断され、手術は困難で化学療法と放射線治療を勧められましたが、仕事の都合もあり受け入れることができませんでした。

5年前には胸痛が、3年前には心嚢水の貯留、心不全症状、両下肢浮腫がみられるようになり、循環器内科の診断は胸腺がんが心内膜内に浸潤して肺動脈狭窄を来しているためとされました。2年前に紹介されてサイバーナイフ治療の相談に来院されました。

治療経過 ≫ PETCT（図1）で評価して、CT治療計画（図3）を作成し、治療は15日間15分割で実施されました。腫瘍体積は301ccと大変大きなものでした。

治療後 ≫ 治療後は、次第に心不全の症候も和らぎをみせてきました。1年8ヵ月後のPETCT（図2）では、縦隔に胸腺がんの著明な縮小消退と、心嚢内の結節も明らかな縮小消退をみせていることが確認されました。

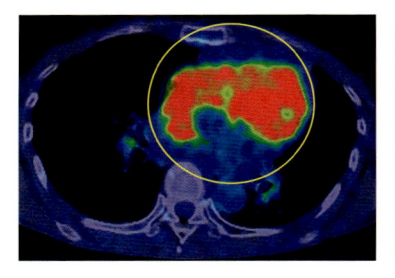
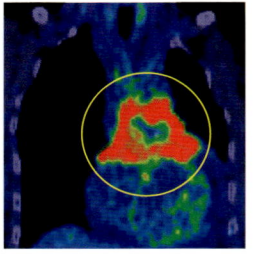

図1
治療前のPETCT。縦隔の胸腺がんが心膜内へ浸潤しているのがわかる

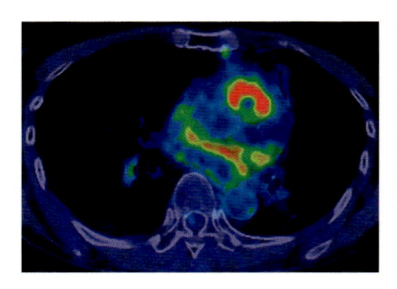
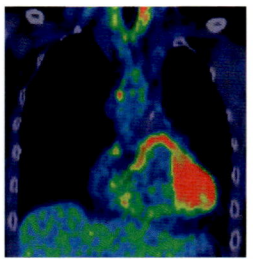

図2
治療1年8ヵ月後のPETCT。縦隔の胸腺がんは著明に縮小消退をみせ、心嚢内の結節も縮小傾向をみせている

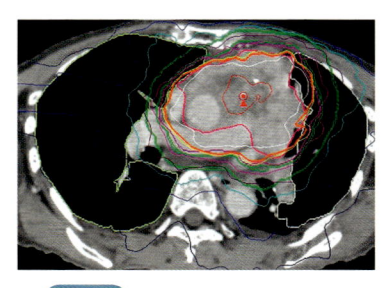
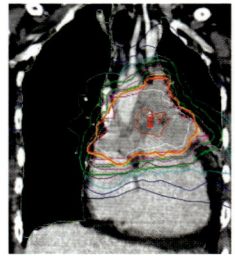
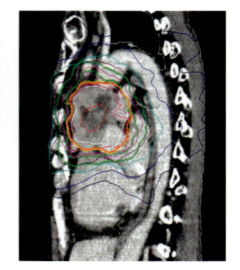

図3
CT治療計画図。赤い線で囲まれた部分が心内膜に浸潤をみせる胸腺がんを示す

❷ 胸腺がん …………………………………………………………60代女性

症状　8年前より背部痛を感じ、7年前に脇腹の痛みで総合病院を受診しましたが、CTで異常は認められませんでした。4年前に前胸部痛があり、再度、同病院を受診してCTで前縦隔に腫瘤、多発肺結節が認められました。本人の希望で、がん専門病院の呼吸器外科を受診しました。

　胸腺がんと診断されて、多発肺転移、胸膜播種、縦隔リンパ節転移がみられ、化学療法が適応と説明されましたが、本人はどうしてもこれを受け入れることができず、3年前に紹介状を持ってサイバーナイフ治療の相談に来院されました。

治療経過　PETCT（図1）で評価し、CT治療計画（図3）を作成して、治療は自宅からの通院により、10日間10分割で実施されました。腫瘍体積は222.5ccと大きなものでした。

治療後　治療後は経過観察を続け、10ヵ月後のPETCT（図2）では、左前縦隔の胸腺がんは縮小消退を示していることが確認されました。

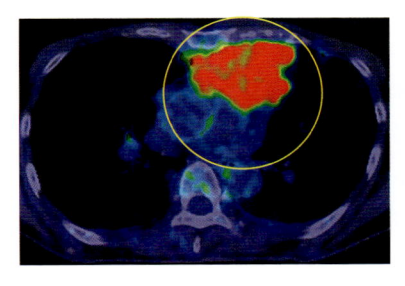
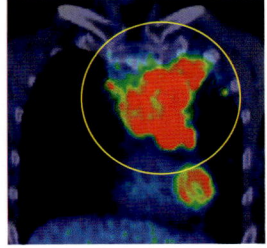

図1
治療前のPETCT。左前縦隔に大きな胸腺がんがみられる

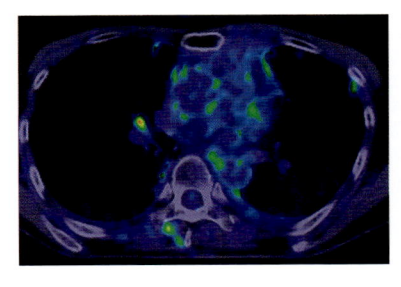
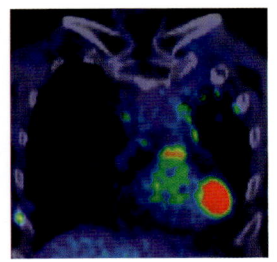

図2
治療10ヵ月後のPETCT。左前縦隔の胸腺がんは縮小消退を示した

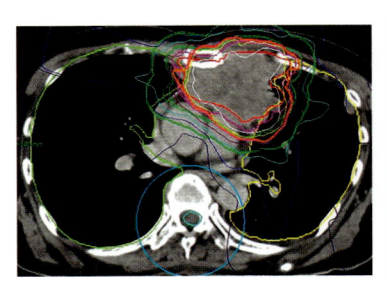
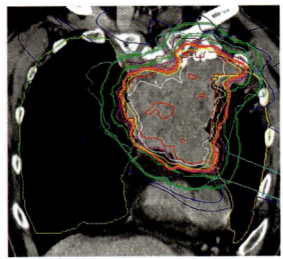
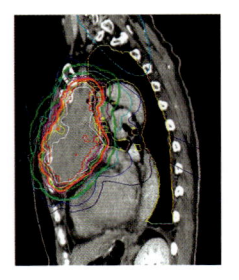

図3
CT治療計画図。赤い線で囲まれた部分が胸腺がんを示す

❸ 胸腺がん ……………………………………………………………50代男性

症状 早い時期より肝機能障害を指摘され、C型肝炎と診断されていました。6年前に肝細胞がんがみつかり、摘出手術を受けました。その後、経過観察されていましたが、CTで肝細胞がんとは別に胸部に大きな腫瘍が存在することが指摘されました。PETCT（図1）で、左胸部縦隔に大きな悪性腫瘍がみられました。この縦隔腫瘍の診断確定のためにCTガイドによる針生検が行われ、肝がんとは無関係の胸腺がん（扁平上皮がん）で

あることが確認されました。そこで、サイバーナイフ治療のため紹介されて来院されました。

治療経過 CTによる治療計画（図3）の後、胸部縦隔の胸腺がんは8日間8分割で通院治療が行われました。腫瘍体積は51ccでした。

治療後 治療後は、特別不都合なこともなく、4年後の追跡PETCT（図2）でも、胸部の病変は縮小退縮した状態を持続していることが確認されました。　　　　●

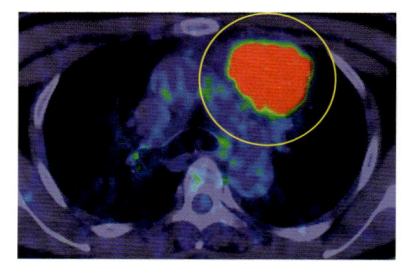
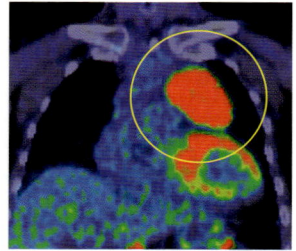

図1
治療前のPETCT。左胸部縦隔に大きな腫瘍（胸腺がん）がみられる

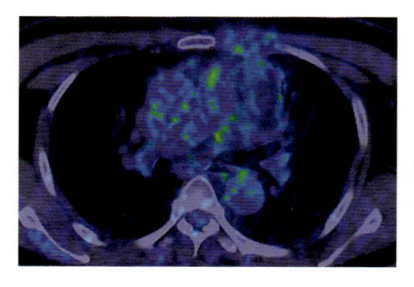
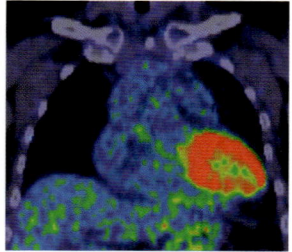

図2
治療4年後のPETCT。縦隔の胸腺がんは縮小退縮を示す

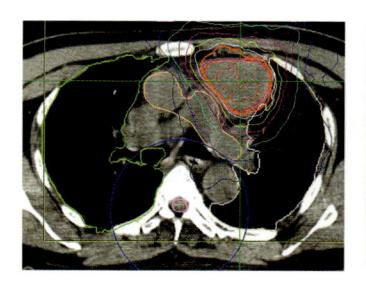
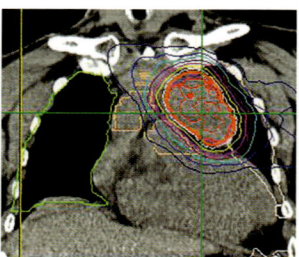
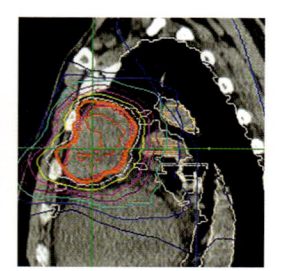

図3
CT治療計画図。赤い線で囲まれた部分が胸腺がんを示す

④ 胸腺がん ……………………………………………………………60代男性

症状 2年前に、胸痛を訴えて入院して検査を受けましたが、異常はみつかりませんでした。ほどなく乾いた咳も出現し、近医に胸部X線で多発肺結紮、CTで前縦隔腫瘍を指摘されました。大学病院の呼吸器内科で、CTを用いた生検が実施され、胸腺がん（扁平上皮がん）と判明しました。正岡分類stage Ⅳb期、肺内多発転移、心膜浸潤、左胸膜播種の診断となり、手術適応はなく、化学療法が開始されました。

治療経過 5ヵ月後には脳転移がみつかり、サイバーナイフの5回分割治療を実施しました。6ヵ月後、胸腺がんの治療も希望するため、前医でのPETCT（図1）を参照して、CT治療計画（図3）を作成し、治療は15日間15分割で実施されました。腫瘍体積は156ccでした。

治療後 治療9ヵ月後のPETCT（図2）でも、胸腺がんは著しく縮小消退を示していることが確認されました。

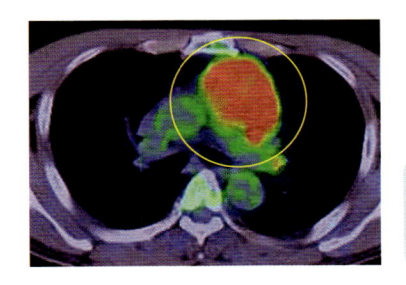

図1
治療前の前医でのPETCT。前縦隔に胸腺がんがみられる

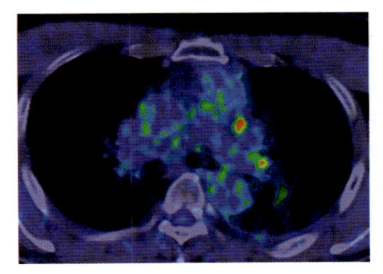
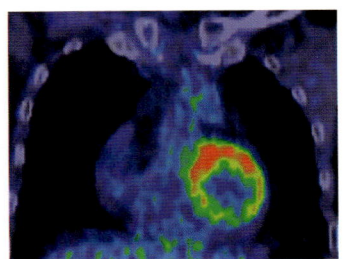

図2
治療9ヵ月後のPETCT。胸腺がんは著しく縮小消退をみせた

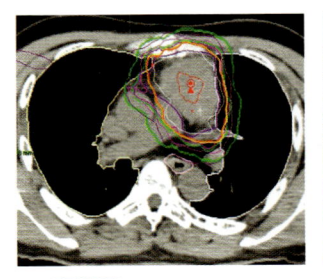
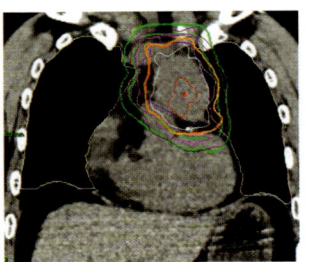
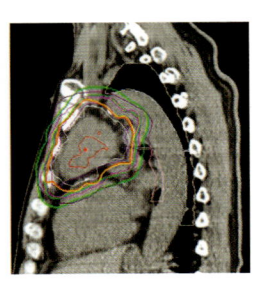

図3
CT治療計画図。赤い線で囲まれた部分が胸腺がんを示す

❺ 胸腺がん　‥‥‥‥‥‥‥‥‥‥‥‥‥‥‥‥‥‥‥‥‥‥‥‥‥‥‥‥‥‥‥‥‥　50代女性

症状 ≫ 4年前、大学病院の胸部外科で胸腺がんの診断で手術を受けましたが、腫瘍が大動脈に浸潤していたため摘出は不可能となり、胸腺がんについてこれ以上手術はできないこと、化学療法を勧めるがあまり期待できないこと、放射線治療は適応外であることを説明されました。その後、がん治療専門病院を受診し、サイバーナイフの治療について相談するよう勧められて来院されました。

治療経過 ≫本人・家人と相談し、PETCT（図1）で評価してCT治療計画（図3）を作成し、通院10日間10分割でサイバーナイフの治療が実施されました。体積は545ccと大変大きな腫瘍でした。

治療後 ≫ 治療後、軽い咳が2ヵ月ほど続きましたが、次第に咳も改善し、6ヵ月後のPETCT（図2）では腫瘍は著明に縮小退縮傾向をみせました。その後は、胸膜播種、転移などを慎重に観察しつつ経過観察し、専門内科にて化学療法を慎重に実施されています。　●

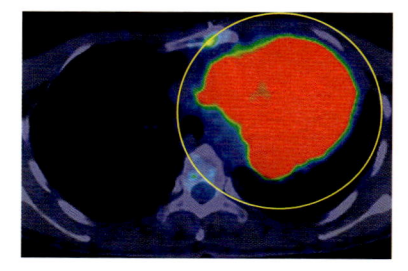
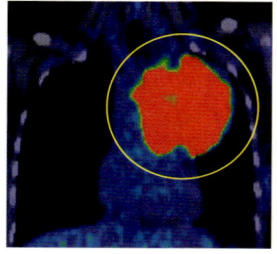

図1
治療前のPETCT。大きな胸腺がんが大動脈に接してみられる

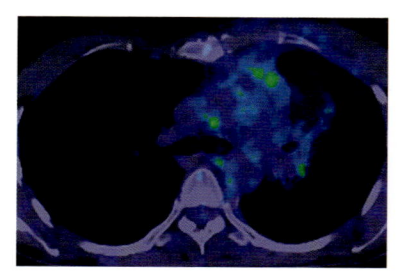
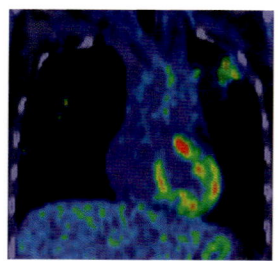

図2
治療6ヵ月後のPETCT。胸腺がんは著明に縮小退縮を示した

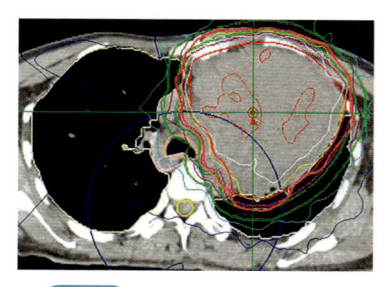
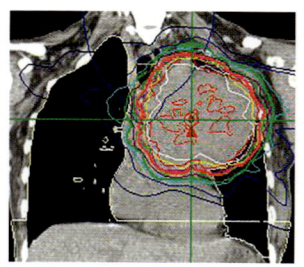
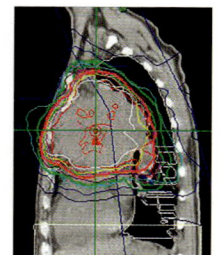

図3
CT治療計画図。赤い線で囲まれた部分が大きな胸腺がんを示す

❻ 胸腺がん ………………………………………………………… 70代女性

症状≫ 7年前に嗄声を自覚して、大学病院を紹介されて受診しました。呼吸器内科で検査を進めて、胸腔内播種、肋骨転移、頸部リンパ節転移を伴う胸腺がんstageⅣbと診断が確定し、ほどなく治療として化学療法が開始されました。

化学療法は副作用の出現で休薬や投与内容の変更で胸水貯留や腫瘍増大を来したりして一段落の時期を迎えました。そこで紹介状を持ってサイバーナイフ治療の相談に家人と来院されました。

治療経過≫ PETCT（図1）では、前縦隔の左寄りに胸腺がんがみられました。CT治療計画（図3）を作成して、治療は7日間7分割で実施されました。腫瘍体積は99.8ccでした。

治療後≫ その後、紹介の大学病院で経過観察されましたが、治療後7ヵ月後のPETCT（図2）では、治療部位の胸腺がんは、ほぼ縮小消退していることが確認されました。●

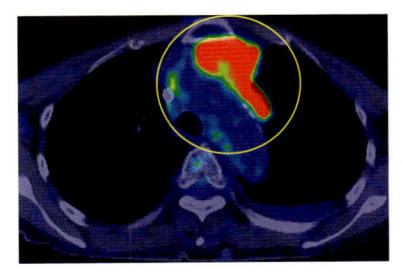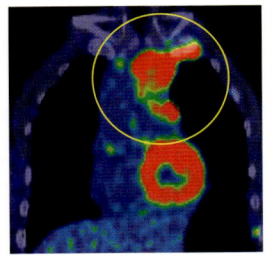

図1
治療前のPETCT。前縦隔の左よりに胸腺がんがみられる

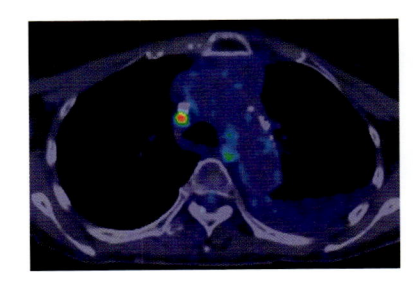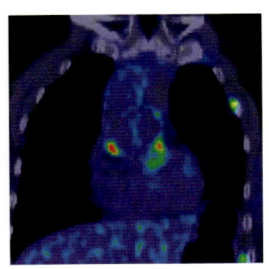

図2
治療7ヵ月後のPETCT。左前縦隔の胸腺がんは縮小消退を示した

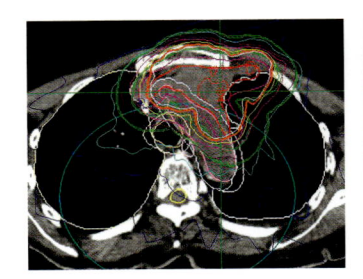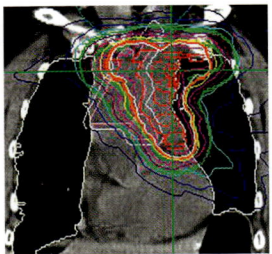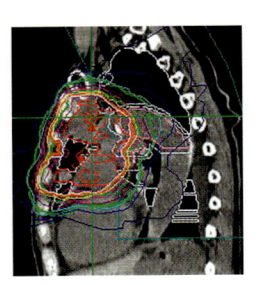

図3
CT治療計画図。赤い線で囲まれた部分が左前縦隔の胸腺がんを示す

❼ 胸腺がんの転移性肺がん ……………………………………………… 60代男性

症状 14年前に総合病院で手術治療を受けて、胸腺がんの診断が確定し、引き続きがん専門病院で放射線治療が約1ヵ月半行われました。4年後に、胸膜播種が認められましたが、化学療法は希望せず、基本的に保存的な緩和治療が続けられました。さらに3年後、肺転移、肋骨転移、胸膜播種増悪が指摘されました。そこで、疼痛の緩和薬を使用し、サイバーナイフ治療の相談に来院されました。それ以降、疼痛を伴う肋骨転移や胸膜播種について数ヵ所のサイバーナイフの治療が何度か繰り返し実施されました。

治療経過 5年前にはPETCT（図1）で胸腺がんの胸膜播種が確認されたため、CT治療計画（図3）を作成し、治療は5日間5分割で実施されました。腫瘍体積は24.6ccでした。

治療後 治療7ヵ月後のPETCT（図2）では、治療部位は縮小消退を示していることが確認されました。●

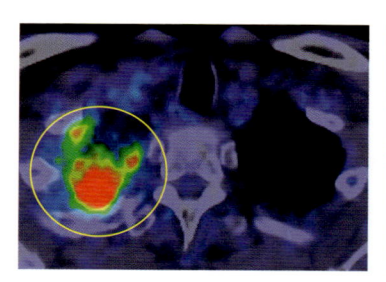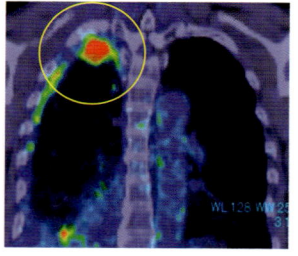

図1
治療前のPETCT。右肺尖部に胸腺がんの胸膜播種がみられる

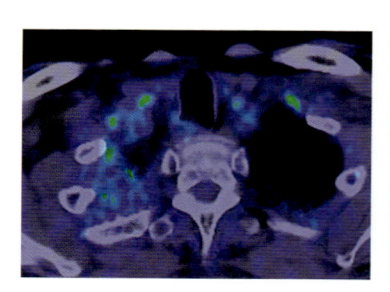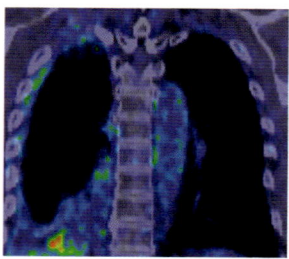

図2
治療7ヵ月後のPETCT。腫瘍は縮小消退を示した

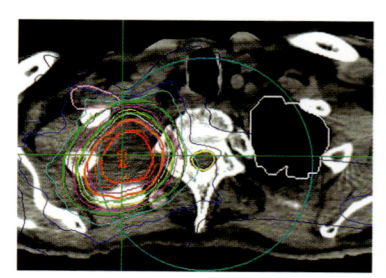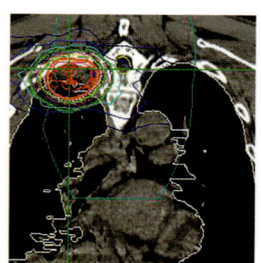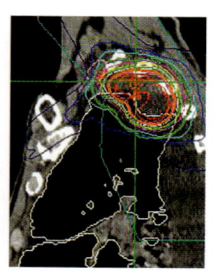

図3
CT治療計画図。赤い線で囲まれた部分が胸腺がんの胸膜播種を示す

❽ 胸腺がん術後、横隔膜転移……………………………………………40代女性

症状 ≫ 5年前に大学病院で胸腺がんの診断で手術摘出が実施され、術後、化学療法が実施されましたが、しびれ感が強く、ほどなく中断されました。その後も同大学病院で、追跡経過観察が実施されていましたが、3年前に横隔膜に転移していることがみつかり、手術摘出を勧められました。そこで紹介状を持ってサイバーナイフ治療の相談に来院されました。

治療経過 ≫ PETCT（図1）で確認して、CT治療計画（図3）を作成し、治療は5日間5分割で実施されました。腫瘍体積は6.1ccでした。

治療後 ≫ 治療後は引き続き大学病院で、追跡経過観察が続けられました。2年4ヵ月後のPETCT（図2）では、胸腺がんの横隔膜転移は、縮小消退を示していることが確認されました。

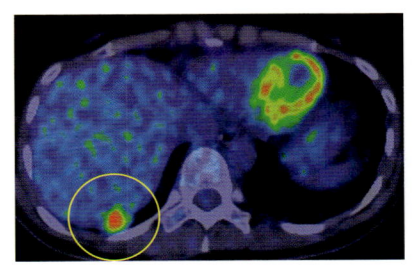
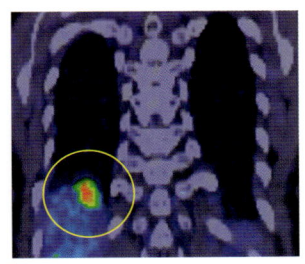

図1
治療前のPETCT。胸腺がん術後の横隔膜転移がみられる

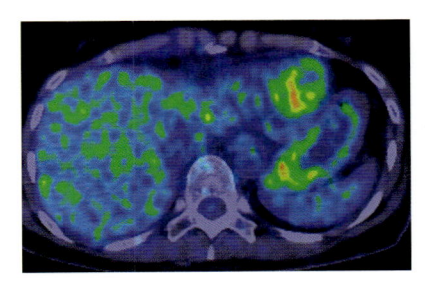
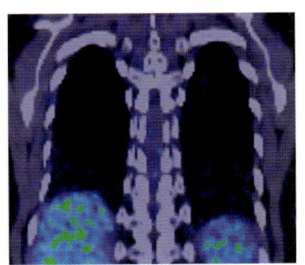

図2
治療2年4ヵ月後のPETCT。胸腺がんの横隔膜転移は縮小消退を示した

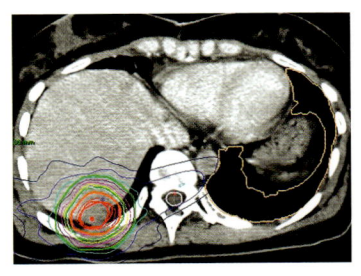
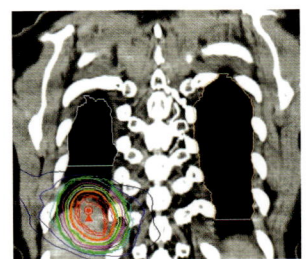
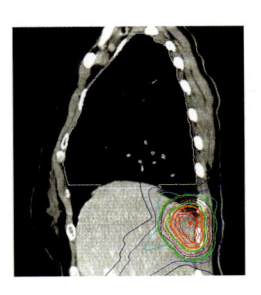

図3
CT治療計画図。赤い線で囲まれた部分が胸腺がんの横隔膜転移を示す

❾ 胸腺腫 ··50代女性

症状 ≫ 4年前、息切れを自覚して近くの総合病院を受診し、前縦隔に腫瘤影と左右両側に胸水貯留を認めて入院になりました。胸水の処置を済ませて、別の総合病院に転院しました。胸腺腫typeB3 浸潤性胸腺腫 正岡Ⅳa期と診断されましたが、胸水や心嚢水は胸膜播種、心膜播種と考えられて手術は適応できないと判断されました。その後約2年2ヵ月化学療法が各種実施されました。本人と家人の希望で紹介状を持って2年前、サイバーナイフ治療の相談に来院されました。

治療経過 ≫ PETCT（図1）で評価して、CT（図2）でCT治療計画（図4）を作成し、治療は15日間15分割で実施されました。腫瘍体積は244ccと大きなものでした。

治療後 ≫ 治療後は、紹介の総合病院と経過観察を続けました。6ヵ月後に再来したときには、息苦しさなどはほぼ改善消失をみせて、CT（図3）で前縦隔の胸腺腫が著明な縮小消退を示していることが確認されました。●

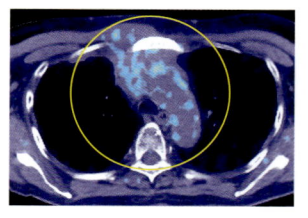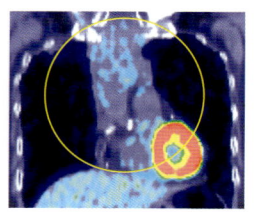

図1
治療前のPETCT。前縦隔に大きな胸腺腫が広がりを持ってみられる

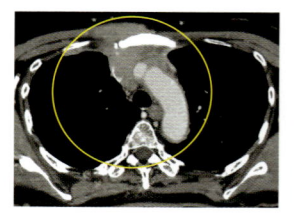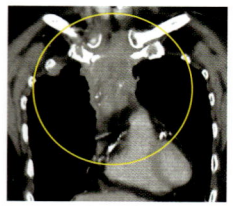

図2
治療前のCT。全縦隔に大きな胸腺腫を認め縦隔より皮下にも進展している

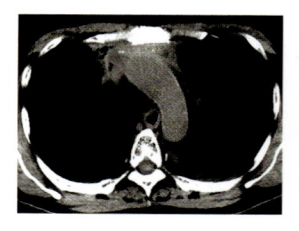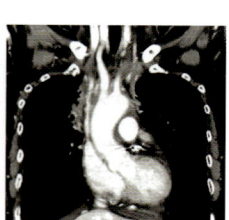

図3
治療6ヵ月後のCT。胸腺腫は次第に著明な縮小消退を示している

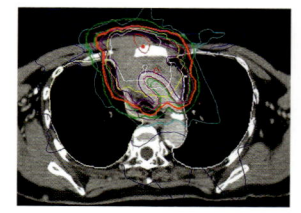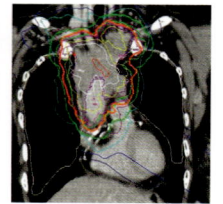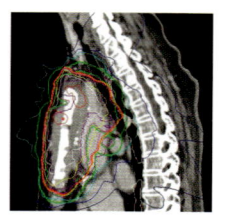

図4
CT治療計画図。赤い線で囲まれた部分が前縦隔の胸腺腫を示す

著者あとがき

　今回は、"肺がんと胸部疾患のサイバーナイフ治療"というタイトルで、現在までサイバーナイフを用いて定位放射線治療を実施してきた、肺がんと胸部にみられる悪性腫瘍についてまとめてみました。

　この"肺がんと胸部疾患の治療"をまとめてみると、毎日の治療現場で、以前より実感していたことではありましたが、この肺がんと胸部疾患の治療の頻度が、次第に着実に増えてきていることが改めて確認されました。この事実は、本書第1部の「サイバーナイフの治療実績」の解説でも触れていますが、全体の治療症例のすでに5分の1を超えてきています（21.5%）。

　肺がんは、がんの中で最も頻度の高いがんですので、今後もいろいろな場面で治療経験を蓄積しつつ、肺がんと胸部疾患を治療する機会がますます増えてゆくものと想像しています。

　サイバーナイフの治療は、1994年よりスタンフォード大学で、まず頭部頭蓋内、脳の病変について開始され、その後、耳、鼻、喉の頸部の病変、さらに肺、肝臓、前立腺など体幹部の病変の治療へと、次第に正確に実施する定位放射線治療の可能な範囲が、世界中で着実に広がってきました。日本では、健康保険での治療が2000年には頭蓋内脳病変、頭頸部病変について開始され、2008年より肺がんや肝がんへ、2016年より前立腺がんの治療、その後、さらに2017年より腎がんへの治療が可能になってきました。

　これらいずれの部位の病変の治療についても、定位放射線治療の原則はまったく変わることはなく、可能な限り病変を正確にとらえ、周辺の温存するべき重要な正常組織を守りつつ、画像でとらえているがん病変だけを、丁寧に、数回に分けて照射することにあります。さらにもっと大事なことは、"画像上は確認できない見えないものは予防的に照射しない"すなわち、予防的な治療について配慮しないという原則の遂行を常に心がけて治療を実行してきたことです。

　大学病院やがんの専門病院、各専門の治療科でがんの診断が確定した後に、望ましいと考えられる治療が、高齢であることやリスクが高いなどの理由で実行できない、あるいは本人がどうしても手術や抗がん剤の化学療法を受け入れないなど、治療法に悩んでいる方々に配慮しながら、慎重に充分に検討し、また何よりも関連する各科の担当医のご協力をいただきつつ、サイバーナイフの治療を実施してきました。その現場でのありのままの実態を、今回もまた読者の方々にわかりやすく解説するよう努めました。

　今回は特に、日頃常に心の中で考えてきた「緩和ケアとサイバーナイフの治療」

についての解説も加えてみました。

　また、この本の執筆中に、サイバーナイフの基本的な原理を考えた発明者、スタンフォード大学のアドラー名誉教授に、この7月と10月に立て続けに2度、面談する機会がありましたので、そのときの写真を掲載し、最近の彼の相変わらずの活躍ぶりに触れる文章も織り込みました。

　本書が、肺がんと胸部の悪性疾患に対するサイバーナイフの応用、その適応がどのように実施されているのか興味を持たれた方々に、がん治療の一つの入り口としてお役に立つことができれば何よりの幸いです。

　今回も監修の労をいただきました渡邉一夫先生、堀智勝先生、そして変わりなく共著の栄をいただきました福島孝徳先生に、改めて感謝を申し上げます。そして、新百合ケ丘総合病院での7年間の診療にて、毎日毎日、特段のご理解とご協力をいただいておりますサイバーナイフセンターのスタッフの皆さまに、この場をお借りして心より感謝の意を表したいと思います。

2019年10月
新百合ケ丘総合病院放射線治療科
サイバーナイフ診療部部長　宮﨑紳一郎

監修者プロフィール

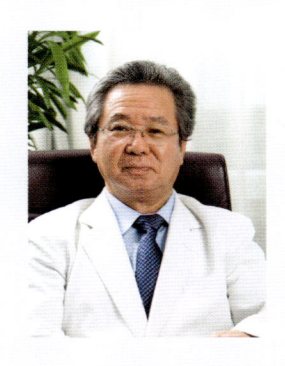

渡邉一夫
（わたなべ かずお）

1971年福島県立医科大学卒業。南東北病院脳神経外科病院院長、財団法人脳神経疾患研究所理事長、同南東北病院院長などを歴任し、現在、南東北グループ、一般財団法人脳神経疾患研究所付属総合南東北病院理事長・総長。

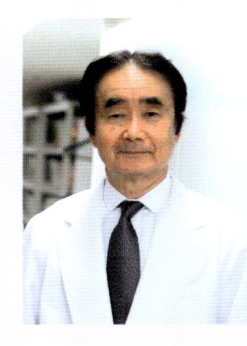

堀　智勝
（ほり ともかつ）

1968年東京大学医学部卒業。東京都立駒込病院脳神経外科医長、東京女子医科大学医学部脳神経外科教授を歴任。2012年新百合ケ丘総合病院名誉院長就任。2017年4月より同病院客員名誉院長、森山脳神経センター病院院長。

著者プロフィール

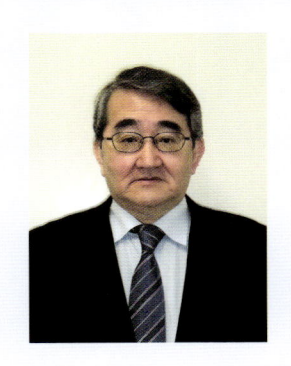

宮﨑紳一郎
（みやざき しんいちろう）

1978年順天堂大学医学部卒業。鍵穴手術を確立する時期の福島孝徳先生の三井記念病院で脳腫瘍、神経血管減圧術の治療にあたる。3人いる福島式顕微鏡手術免許皆伝の2人目。15年前より定位放射線治療に専従することを選択。2012年8月より新百合ケ丘総合病院放射線治療科サイバーナイフ診療部部長。2012年8月から2019年8月までの治療例は9,055例を超える。

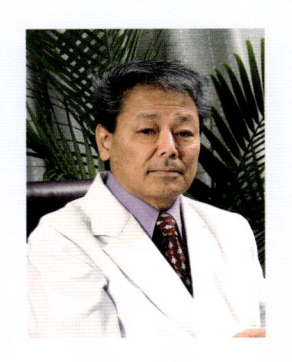

福島孝徳
（ふくしま たかのり）

1968年東京大学医学部卒業後、ドイツ・ベルリン自由大学（2年間）、米国メイヨー・クリニック（3年間）。その後、東京大学医学部附属病院脳神経外科助手、三井記念病院脳神経外科部長、南カルフォルニア大学医療センター脳神経外科教授、ペンシルバニア医科大学アルゲニー総合病院脳神経外科教授などを経て、現在はカロライナ頭蓋底手術センター所長、デューク大学脳神経外科教授。頭蓋底の鍵穴手術法を確立した第一人者。

からだにやさしい
肺がんと胸部疾患のサイバーナイフ治療
定位放射線の特性を生かし症状を緩和する

2019年11月10日　初版発行

監　修　者	渡邉一夫　堀　智勝	
著　　　者	宮﨑紳一郎　福島孝徳	
発　行　者	楠　真一郎	
発　　　行	株式会社近代セールス社	

〒165－0026
東京都中野区新井2－10－11　ヤシマ1804ビル4階
電　話　03－6866－7586
ＦＡＸ　03－6866－7596

編　集　協　力	株式会社ビーケイシー
装丁・デザイン	樋口たまみ
取　材　協　力	新百合ケ丘総合病院／日本アキュレイ株式会社
DTP・イラスト	株式会社アド・ティーエフ
印　刷・製　本	株式会社木元省美堂

ISBN978-4-7650-2160-9